PUBLICATIONS DU *PROGRÈS MÉDICAL*

MANUEL PRATIQUE

DE LA

GARDE-MALADE

ET DE

L'INFIRMIÈRE

PUBLIÉ PAR LE

D' BOURNEVILLE

Rédacteur en chef du *Progrès Médical*, Médecin de Bicêtre
Directeur des Écoles municipales d'infirmières, Député de la Seine, etc.

AVEC LA COLLABORATION DE

MM. BLONDEAU, DE BOYER, ED. BRISSAUD, BUDIN, H. DURET, C MAUNOURY, MONOD
POIRIER, CH.-H. PETIT-VENDOL, PINOY, P. REGNARD, SEVESTRE & P. YVON.

TOME V

HYGIÈNE

PAR SOLLIER

Interne des Hôpitaux, professeur à l'École municipale d'infirmières
et d'infirmiers de Bicêtre

PARIS

AUX BUREAUX DU *PROGRÈS MÉDICAL*

14, RUE DES CARMES, 14

—

1888

POUGUES-St-LEGER

Pougues-les-Eaux est une station de chemin de fer de Paris à Lyon, ligne du Bourbonnais, à 5 heures de Paris par le rapide et à 9 heures de Lyon.

C'est un charmant village, tout caché sous de riants ombrages; le climat y est doux et tempéré et la vie y est calme et facile.

Bureau de poste et de télégraphe. — A chaque train, la voiture du **Splendid Hôtel** attend les voyageurs qui, 6 minutes après, arrivent à ce superbe établissement.

A Pougues, la saison des Eaux dure réellement du 15 mai au 15 septembre. Les malades qui sont envoyés à l'Établissement Thermal peuvent suivre le traitement sous tous ses modes. Eau bue à la source même, bains d'eau minérale douches, massage, hydrothérapie complète. Un parc immense entoure l'établissement, et les bienfaisantes promenades que peuvent faire les baigneurs dans ses détours ombreux sont des éléments importants de guérison rapide. — Casino. — Théâtres. — Concerts, etc.

Les Eaux de Pougues, de la Source Saint-Léger, ne sont pas seulement précieuses pour le traitement de toutes les voies digestives, mais elles jouissent encore d'une légitime réputation comme toniques et reconstituantes : pour les convalescents, c'est l'eau de régime tout indiquée : les sommités médicales la recommandent, d'ailleurs, très expressément.

Voici ce qu'en dit VINTRAS :

« **Les Eaux de Pougues Saint-Lége**, par les sels de chaux et de fer « qu'elles contiennent, *agissent merveilleusement dans la* « *reconstitution de l'organisme,* dans les cas de chlorose et d'anémie « ainsi que contre les symptômes leucorrhéiques et dysménor- « rhéiques, qui accompagnent si souvent ces affections. » (*Medical Guide to the mineral Waters of France. — Londres, 1883, p. 97.*)

Citons aussi E. BOUCHUT :

« Dans la pratique, un des avantages de l'**Eau de Pougues** pour « les malades, c'est qu'elle n'est pas irritante et nuisible comme « l'eau de Vichy et que l'on est sûr, en la conseillant, de ne pas « aggraver le mal. Elle a une action certaine, que ne donne pas « l'usage des autres eaux alcalinisées, et l'emploi comparatif « que j'en ai fait m'autorise à lui donner la préférence » (*Paris-Médical du 16 février 1885.*)

Pour tous les renseignements, commandes, etc... S'adresser au siège de la Compagnie des Eaux minérales de Pougues, à Paris, 22, Chaussée-d'Antin.

MANUEL PRATIQUE

DE LA

GARDE-MALADE

ET DE

L'INFIRMIÈRE

PUBLICATIONS DU *PROGRÈS MÉDICAL*

MANUEL PRATIQUE

DE LA

GARDE-MALADE

ET DE

L'INFIRMIÈRE

PUBLIÉ PAR LE

D' BOURNEVILLE

Rédacteur en chef du *Progrès Médical*, Médecin de Bicêtre
Directeur des Écoles municipales d'infirmières, Député de la Seine, etc.

AVEC LA COLLABORATION DE

MM. BLONDEAU, DE BOYER, ED. BRISSAUD, BUDIN, H. DURET, C. MAUNOURY, MONOD
POIRIER, CH.-H. PETIT-VENDOOL, PINON, P. REGNARD, SEVESTRE & P.

TOME V

HYGIÈNE

PAR SOLLIER

Interne des Hôpitaux, professeur à l'École municipale d'infirmières
et d'infirmiers de Bicêtre

PARIS

AUX BUREAUX DU *PROGRÈS MÉDICAL*
14, RUE DES CARMES, 14

1888

COURS D'HYGIÈNE

PREMIÈRE LEÇON.

Hygiène. — Définition. — But. — Différence entre l'hygiène et la médecine. — Hygiène privée et hygiène publique. — Influence sur la santé de l'homme des milieux qui l'environnent et de sa constitution personnelle.

Air. — Composition. — Nécessité de l'air pour vivre. — Mouvements atmosphériques : climats, vents, hygrométrie, froid, électricité, orages. — Modifications de la pression atmosphérique et leur influence : baromètre ; air des vallées, des montagnes ; mal des montagnes. — Effets de l'augmentation de pression. — Air respirable, et influence de ses modifications. — Différence entre la composition de l'air avant son entrée et après sa sortie du poumon. — Acide carbonique : ses effets. — Origines de l'acide carbonique. — Utilité des plantes vertes et des arbres. — Air confiné : ses inconvénients, ses dangers. — Principes étrangers à l'air : gaz, vapeurs, poussières inertes ou toxiques, débris végétaux et animaux. — Influence de la pureté de l'air sur la santé : air des villes, des campagnes, de la mer.

MESDAMES, MESSIEURS,

Conserver la santé, prévenir la maladie, tel est le *but* de l'hygiène dans sa plus large acception. La médecine au contraire a pour but de rétablir la santé ébranlée, et de combattre la maladie déclarée. Toutes deux ont un résultat commun, celui de retarder l'instant de la mort. Ces deux sciences sont donc unies par les liens les plus étroits, et plus le rôle de l'hygiène augmentera, plus celui de la médecine tendra à diminuer.

L'objet de l'hygiène est de connaître et d'étudier les conditions favorables ou nuisibles à la santé de l'homme et par suite à son évolution et à son progrès. Elle doit indiquer, de plus, les moyens de se placer dans ces conditions favorables ou de se préserver contre ces influences nuisibles.

Suivant qu'elle s'adresse à l'individu pris isolément, ou au contraire à la généralité des citoyens groupés dans la commune et dans l'Etat, on a l'habitude de diviser l'hygiène en *hygiène privée* et *hygiène publique*, distinction utile en pratique, mais plus apparente que réelle. On pourrait encore la diviser en hygiène physique, intellectuelle et morale. Ces deux derniers points de vue sont plus du domaine de l'éducation que de la médecine et ne sauraient nous occuper ici.

Deux sortes d'influences agissent sur l'homme : des *influences extérieures* à l'individu (action des différents milieux qui l'entourent); et des *influences inhérentes* à l'individu (sexe, âge, race, profession, hérédité, résistance constitutionnelle, etc., etc.). Ce sont les premières que nous étudierons surtout.

Ainsi restreint, le domaine de l'hygiène est cependant bien vaste. Plus grand encore est le nombre des connaissances nécessaires dans les autres sciences pour élucider les problèmes de l'hygiène et en établir les lois. Parmi ces sciences, la plus indispensable est la physiologie, incompréhensible elle-même sans l'anatomie. On ne saurait étudier, en effet, les modifications que les différents agents extérieurs amènent dans notre organisme si l'on ne connaissait d'abord son fonctionnement normal. Aussi a-t-on eu soin, à côté de l'hygiène, de vous enseigner les éléments de l'anatomie et de la physiologie.

Air.

L'homme est environné par une atmosphère composée de plusieurs gaz qui, par leur mélange, forment l'*air*. C'est l'élément le plus indispensable à l'entretien de la vie, car sans lui la respiration devient impossible et la mort survient par *asphyxie*. Pour s'en convaincre, il suffit de placer un animal dans une cloche où l'on a fait le vide, ou encore contenant un gaz autre que de l'air ou de l'oxygène, pour le voir succomber rapidement asphyxié.

L'air nous offre trois points principaux à étudier au point de vue de l'hygiène : 1° l'influence des *changements* et des *mouvements* qui surviennent dans l'atmosphère sur l'organisme humain; 2° l'influence des *variations de la pression atmosphérique*; 3° l'air *respirable* et l'influence de ses modifications.

1° *Modifications générales de l'atmosphère.* — L'atmosphère est le siège de mouvements plus ou moins rapides, les *vents*; elle est chargée d'une quantité plus ou moins grande d'*électricité* qui en s'accumulant en excès détermine les *orages*; elle présente toujours un certain degré d'humidité due à de la vapeur d'eau qui, en se condensant, forme les *nuages*; ceux-ci, se condensant à leur tour, finissent par crever et donnent les *pluies*.

Toutes ces modifications ont une influence spéciale sur l'organisme de l'homme, influence qui varie encore suivant la température qui les accompagne. Ces états de l'atmosphère, par leur fréquence ou leur constance, sont un des principaux éléments de ce qu'on appelle le *climat*.

Un *vent* modéré et un peu sec excite les fonctions de la peau et favorise la transpiration : aussi, l'été, supporte-t-on mieux la chaleur lorsqu'il fait un peu de vent. — Les vents chauds et secs, au contraire, dessèchent les muqueuses et la peau, et ne laissent pas aux glandes le temps de renouveler leurs produits de sécrétion qui s'évaporent trop rapidement. Le vent augmente en outre l'action du froid et de la chaleur et l'impression d'un froid de — 11°, qui est supportable quand l'air est calme, devient intolérable à — 29° dès que le vent s'élève. L'*humidité* de l'air qui est indispensable à un certain degré pour le bon fonctionnement de la respiration entrave au contraire les fonctions pulmonaires et cutanées lorsqu'elle est en excès. Les pays chauds et humides sont les plus pernicieux, et ces climats entraînent une véritable asphyxie lente qui se traduit par du lymphatisme, de la scrofule, de la phtisie, etc. Le *froid*, uni à l'action de l'air humide n'est pas moins nuisible, mais agit d'une façon plus rapide. Vous connaissez tous l'impression pénible qu'on éprouve dans les soirées fraîches et humides de la fin de l'été qui entraînent à leur suite tant d'affections pulmonaires : pneumonies, pleurésies, bronchites, phtisie. Le froid humide peut déterminer aussi des ophtalmies, des maladies des reins, la dysenterie, etc. Tous les malades atteints d'affections des voies respiratoires chroniques et en particulier les tuberculeux doivent éviter avec soin tous les climats où l'air est humide, qu'il soit d'ailleurs froid ou chaud, et rechercher au contraire, ceux où il est plutôt un peu vif et sec. On voit, d'autre part, que partout où il existe des causes d'humidité exagérée de l'atmosphère, telles que marais, fleuves, lacs, etc., on doit favoriser la circulation de l'air et par là même l'évaporation de la vapeur d'eau.

L'électricité contenue normalement dans l'air n'a aucune influence sur l'organisme, mais nous la percevons dès que l'atmosphère en est surchargée, comme c'est le cas dans les orages. Les gens nerveux en sont surtout péniblement impressionnés. Elle détermine du malaise, de l'énervement, de l'accablement et des douleurs de tête, avec de l'agitation et de la difficulté à respirer, phénomènes qui ne laissent du reste pas de trace durable, une fois que l'orage est passé.

2° *Influences des modifications de la pression atmosphérique.* — L'air répandu à la surface de la terre forme une couche ayant approximativement 40 à 50 lieues d'épaisseur. Cet air est ainsi maintenu autour de la terre par la pesanteur. L'atmosphère, en effet, n'est pas un milieu impondérable et un litre d'air dans certaines conditions de température et de pression pèse en moyenne 1 gr. 3, poids qui diminue du reste à mesure qu'on s'élève, par suite de sa diminution de densité. Il est facile, d'après cela, de calculer qu'un homme de taille moyenne supporte un poids d'air de 14 à 15 mille kilogrammes. C'est ce qu'on appelle la *pression atmosphérique*. Mais comme cette pression considérable s'exerce également sur tous les points du corps, ses effets se neutralisent et l'homme n'en est pas incommodé. Il ne s'en aperçoit même pas. Mais son existence qui lui est déjà démontrée par le raisonnement se révèle encore à lui quand la pression varie. Pour enregistrer ces variations on a le *baromètre*. Vous avez tous vu des baromètres, et vous savez qu'il y en a deux sortes : des baromètres à mercure et des baromètres anéroïdes. Je ne puis vous indiquer ici leur constitution. Qu'il vous suffise de savoir que l'état normal, le plus favorable à la santé, de la pression atmosphérique correspond à 760 millimètres, chiffre qui indique la hauteur d'une colonne de mercure nécessaire pour contrebalancer le poids d'une colonne d'air de même diamètre et ayant pour hauteur celle de l'atmosphère. Lorsque le baromètre baisse au-dessous de 760 millimètres, c'est que la pression diminue; s'il monte au-dessus, c'est qu'elle augmente. En général la diminution correspond à du mauvais temps, et l'augmentation à du beau temps. Comme le baromètre indique ces variations vingt-quatre à quarante-huit heures environ avant le changement de temps, vous voyez quelle importance a le baromètre pour les agriculteurs qui peuvent ainsi se risquer ou non à leurs travaux, et pour tout le monde en général, qui peut prendre des précautions en prévision des changements de temps, pour se vêtir surtout, lorsqu'on part en voyage, par exemple.

On a pu se rendre compte ainsi des différences de pression que présentent les différents lieux suivant leur altitude. Elle est plus considérable dans les vallées que sur les montagnes et c'est au niveau de la mer qu'on observe la pression normale de 760 millimètres. Mais tandis que la pression n'augmente jamais assez dans les vallées pour gêner l'existence, sa diminution au contraire, à mesure qu'on s'élève, rend assez rapidement la vie impossible, et les habitants des montagnes ne peuvent guère dépasser 2.000 mètres pour résider. A mesure que l'on s'élève, en effet, l'air se raréfie et l'oxygène diminue dans le sang. Cet appauvrissement du sang auquel sont sujets les habitants des hauts plateaux, constitue l'anémie. L'opinion courante que l'air des montagnes est très vivifiant est donc très exagérée sinon erronée. Il aggrave plus de maladies, surtout les affections du cœur et du poumon, qu'il n'est utile. Dans beaucoup de cas, l'air de la mer, où la pression est au contraire supérieure, donne de bien meilleurs résultats.

Lorsque les différences de pression sont permanentes et faibles, et que les gens y sont habitués, comme cela arrive dans les vallées profondes et les montagnes, les effets sur la santé générale se font peu sentir. Mais si la transition entre la pression normale et une pression déterminée se fait brusquement, il en résulte des accidents connus sous le nom de *mal de montagnes* que tous les ascensionnistes ou aéronautes intrépides ont plus ou moins éprouvés, et dont ils sont morts quelquefois : ce sont d'abord de la fatigue musculaire, puis des douleurs articulaires, des palpitations; il survient ensuite de la difficulté à respirer (asthme des montagnes). Quelquefois des hémorrhagies apparaissent par la bouche, le nez, etc. On est en proie à une soif vive, à des nausées. La langue est sèche, la température diminue. L'énergie volontaire disparaît et bientôt survient la perte de connaissance et enfin la mort. Il n'y a qu'un moyen de parer à ces accidents, c'est de respirer de l'oxygène, puisque c'est la diminution de l'oxygène dans l'organisme qui les entraîne. Aussi les ascensionnistes et les aéronautes qui veulent atteindre de grandes hauteurs doivent-ils emporter avec eux des ballons d'oxygène pour en respirer dès que surviennent les premiers accidents.

L'augmentation de la pression ne paraît pas exercer une grande influence. Mais ce qu'il y a à redouter alors, c'est l'effet de la décompression. Lorsque celle-ci se produit brusquement, par exemple pour les plongeurs, ou les mineurs travaillant profondément, il survient des accidents souvent mortels. Il y a des syncopes par arrêt brusque de la circulation, des convulsions et la mort assez rapidement, lorsque la décompression est très brusque. Si elle est plus lente, on observe des troubles dans la marche, des paralysies des membres inférieurs, qui envahissent peu à peu et gagnent le tronc et les membres supérieurs, des ramollissements cérébraux, etc., tous accidents qui mènent plus ou moins fatalement à la mort.

3° *L'air respirable.* — *Influence de ses modifications.* — L'air que nous respirons est un mélange composé en volume de 20,81 d'oxygène, de 79,19 d'azote, de traces d'acide carbonique et d'une plus ou moins grande quantité de vapeur d'eau. A chaque inspiration, il en entre environ les 3/4 d'un litre dans les poumons. Si l'on estime en poids la quantité d'air que nous consommons dans une journée, on trouve que nous absorbons 750 grammes environ d'oxygène. Car le principe véritablement respirable est l'oxygène et c'est lui qui nous intéresse surtout. Vous avez vu dans le cours de physiologie que dans le poumon le sang veineux abandonne de l'acide carbonique et prend en échange de l'oxygène qui, circulant avec lui jusque dans les vaisseaux capillaires des organes, y brûle l'excès de carbone qui doit être expulsé de l'organisme. Dès que cet échange, dès que cette combustion cesse de se faire, l'asphyxie survient.

La *composition* de l'air au moment de son entrée et de sa sortie du poumon est donc différente. La différence porte presque exclusivement sur l'oxygène qui est remplacé par de l'acide carbonique, tandis que l'azote reste presque le même. *L'acide carbonique* est, à l'encontre de l'oxygène, un gaz complètement irrespirable. Il existe près de Pouzzoles, en Italie, une *grotte* dite *du chien* qui doit son nom à ce que de l'acide carbonique qui se dégage du sol s'y accumule et, comme ce gaz est plus lourd que l'air, forme à terre une couche d'environ 50 centimètres d'épaisseur. Un chien placé au milieu de cette couche ne tarde pas à succomber tandis que l'homme, dont la tête est à un niveau bien plus élevé, reste très longtemps sans être incommodé.

L'acide carbonique n'asphyxie pas seulement quand on le respire, car il pénètre également par la peau. Aussi doit-on éviter de séjourner dans des lieux où l'acide carbonique peut se dégager et s'accumuler comme dans les caves, les fours à chaux, près des cuves en fermentation. Pour reconnaître si l'air d'une cave est vicié par de l'acide carbonique, on y fait pénétrer une bougie allumée. Si elle brûle on peut être rassuré, car une bougie s'éteint dans une atmosphère renfermant une quantité d'acide carbonique bien inférieure à celle qui est dangereuse pour la respiration.

Non seulement l'acide carbonique provient de la respiration, mais encore il résulte de toutes les combustions constituant notre chauffage, notre éclairage, de toutes les décompositions de matières organiques, de la plupart des fermentations, du sol, etc. Et cependant la composition de l'air reste constante dans la nature; cela tient à ce que les parties vertes des végétaux décomposent l'acide carbonique sous l'influence de la lumière et restituent à l'air l'oxygène en s'emparant du carbone. Aussi est-il très utile d'avoir dans ses appartements des plantes à feuillage, surtout dans les salles d'hôpital où il y a de l'encombrement. Ce n'est donc pas seulement dans un but décoratif qu'on doit en placer.

C'est aussi pour ce motif que le séjour dans les bois, au milieu de la verdure, favorise la nutrition et est par conséquent recommandable aux scrofuleux, aux anémiques, aux diabétiques. Ceux, au contraire, qui craignent l'excitation de la circulation, comme les hystériques, les asthmatiques, les phtisiques au début doivent l'éviter et le séjour dans les villes leur est préférable.

Lorsqu'on se trouve dans un espace clos où l'air ne se renouvelle pas ou se renouvelle mal, il en résulte bientôt une diminution d'oxygène qui est absorbé par la respiration et une augmentation considérable d'acide carbonique qui entraîne à la longue une véritable asphyxie caractérisée par du malaise général, de la céphalalgie, des vertiges, de la dyspnée, etc. C'est ce qui se passe souvent dans les salles de cours, de spectacle, dans les prisons, où la ventilation est mal faite. Les personnes délicates, faibles de poitrine, atteintes d'affections du cœur se trouvent très mal de ces lieux où l'atmosphère est confinée. C'est particulièrement nuisible aux femmes enceintes chez lesquelles une soirée au théâtre, dans une atmosphère surchauffée et chargée d'acide carbonique, peut suffire provoquer l'avortement.

Les accidents de l'*encombrement* ne résultent probablement tout simplement que du défaut de proportion entre le nombre des individus agglomérés et la quantité d'air respirable disponible.

En outre la *vapeur d'eau* exhalée par la respiration renferme un certain nombre de *germes* émanés de l'individu qui respire et c'est ce qui explique comment, lorsqu'il y a encombrement dans un lieu où l'air est confiné, la contagion se produit très facilement. C'est ce qui arrive, par exemple, pour la propagation de la tuberculose dans les ateliers, les casernes, les prisons, etc.

Vous voyez donc avec quel soin minutieux vous devez veiller au *renouvellement de l'air dans les salles de malades*, puisque les germes contagieux se propagent d'autant plus facilement que l'air est plus confiné.

Mais, à côté des causes de viciation de l'air provenant de la production normale d'acide carbonique, il en est d'autres qui tiennent à l'introduction de *principes étrangers* à l'air. C'est ainsi qu'il peut se mélanger à l'atmosphère des *gaz* et des *vapeurs* tels que l'*hydrogène carboné* ou gaz des marais, qui se produit aussi dans les mines où il constitue le *grisou* dont l'explosion est si terrible et cause tant de morts. L'*hydrogène phosphoré* se rencontre quelquefois dans l'air et provient de la décomposition des matières végétales et animales. C'est le feu follet. Il en est de même de l'*hydrogène sulfuré* qui se produit surtout dans les fosses d'aisances et qui entre dans la composition du gaz d'éclairage.

Les *vapeurs* de chlore, d'acide chlorhydrique, de phosphore, etc., peuvent se mêler à l'air et provoquer différentes maladies, en particulier des ophtalmies, des affections du larynx, des bronches, etc.

Des *poussières* sont entraînées aussi dans l'air. Ce sont, par exemple, des poussières *inertes*, telles que charbon, silex, etc., qui agissent mécaniquement et déterminent surtout des affections pulmonaires chez les gens qui y sont longtemps soumis, tels que les mineurs, les piqueurs de meules, etc., etc.

A côté de ces poussières inertes, se trouvent des poussières *toxiques*, telles que celles du mercure qui déterminent du tremblement et une cachexie spéciale; celles de plomb, de céruse, qui causent chez les peintres la colique de plomb ; celles d'arsenic, de phosphore, etc.

Enfin, on rencontre aussi des poussières *végétales et animales*. Les unes sont presque inoffensives, telles par exemple, les poussières de coton. le tabac, de farine, de paille, etc. D'autres, au contraire, sont des plus dangereuses et constituent les émanations putrides, les miasmes. Elles produisent les maladies contagieuses et épidémiques. Aussi en réservons-nous l'étude pour plus tard lorsque nous nous occuperons de ces affections et des moyens de les éviter.

Vous voyez qu'en somme, la pureté de l'air a la plus grande influence sur la santé. Vous ne sauriez donc apporter trop de soin à ce que l'air soit toujours aussi pur que possible en ventilant et en empêchant les poussières de s'accumuler dans les coins des salles d'où elles s'envolent ensuite dans l'atmosphère. Vous le devez d'autant plus que vous vous trouvez au milieu d'une atmosphère qui se vicie facilement par suite de l'agglomération des individus qui y vivent, et des émanations morbides et souvent contagieuses qui s'en exhalent. Cela est surtout nécessaire pour les hôpitaux situés dans l'intérieur des *villes*. C'est en effet là que l'air est normalement le moins pur et où on observe le plus de maladies anémiantes, infectieuses ou contagieuses. L'air des *campagnes* est au contraire bien préférable à cause de la ventilation considérable qui s'y fait et de la faible agglomération des individus. « Quant à l'atmosphère *des plages maritimes*, la mobilité de l'air, le passage rapide d'une humidité extrême à une sécheresse relative, les oscillations brusques et étendues du thermomètre et du baromètre, constituent autant de moyens d'aguerrissement pour les constitutions capables de résister, mais autant d'épreuves critiques pour les organismes nerveux, qui demandent plutôt à être ménagés qu'endurcis » (Fonssagrives).

DEUXIÈME LEÇON.

Lumière. — Lumières naturelle et artificielle. — Son influence sur les animaux et les plantes. — Influence semblable sur l'homme. — Inconvénients de l'obscurité. — Action sur la peau, le système nerveux. — Accidents produits par la lumière. — Influence de la coloration de la lumière. — Procédés pour produire la lumière artificielle. — Supériorité de la lumière naturelle. — Lunettes.

Chaleur. — Trois sortes : animale, naturelle, artificielle. — Température du corps humain ; thermomètre. — Sources de la chaleur animale. — Causes qui modifient la chaleur animale. — Climats : conditions multiples déterminant un climat.—Influence de la chaleur cosmique et de ses variations sur la santé. — Maladies des pays chauds. — Différences entre les habitants suivant les climats — Insolation. — Accidents causés par une température excessive. — Froid. — Moyens généraux de le combattre. — Influence du froid sur l'organisme. — Accidents causés par le froid : gelures, mort. —Précautions contre le froid.

MESDAMES, MESSIEURS,

La *lumière* est de deux sortes : la lumière naturelle et la lumière artificielle. Nous laisserons presque de côté cette dernière pour le moment où nous traiterons de l'éclairage. La lumière naturelle est celle que nous fournit le soleil. C'est avec la chaleur, un des excitants les plus énergiques des fonctions de l'homme. Il est facile de se convaincre des effets nuisibles que la suppression plus ou moins prolongée de la lumière solaire produit sur tout ce qui vit. Placez une plante dans l'obscurité et vous la verrez bientôt, malgré les soins que vous lui donnerez, se décolorer, s'étioler et se flétrir. Les jardiniers connaissent bien ce fait et l'utilisent pour obtenir des lilas blancs, ou encore pour faire blanchir certains légumes. Certaines plantes, qui la nuit sont blanches, deviennent rouges dans la journée ; d'autres, qui sont très vives dans les montagnes, pâlissent quand on les transplante dans les vallées. Elles subissent une véritable anémie du fait de l'obscurité. Mais ce qu'on observe chez les végétaux est aussi facile à constater sur les animaux. Si on place des œufs de mouche ou de grenouille à éclore dans des vases dont les uns sont transparents et les autres opaques et empêchent plus ou moins la lumière de passer, on voit que plus l'obscurité est grande et plus ils mettent de temps à se développer.

La lumière favorise tous les phénomènes de nutrition. Par contre l'obscurité les ralentit. Aussi pour engraisser les volailles, les place-t-on dans des cages où non seulement elles peuvent difficilement remuer, mais encore où on les maintient dans une demi-obscurité. De même que l'obscurité fait blanchir les plantes, elle agit aussi sur les plumages et les pelages des animaux qui sont beaucoup plus brillants pendant l'été que pendant l'hiver.

Toutes ces influences de la lumière sont applicables à l'homme qui n'est en somme qu'un animal, le plus élevé dans la série, il est vrai. Les mineurs, les prisonniers, surtout autrefois, sont condamnés à la phtisie, à l'anémie, à la scrofule. Il en est de même des gens qui habitent des appartements obscurs, comme les concierges, par exemple. Sans doute l'air confiné dans lequel on respire, a-t-il une grande influence, mais à laquelle vient prendre part d'une façon non moins certaine le défaut de lumière. Les appartements ne doivent donc pas être seulement aérés, mais encore éclairés, et ces principes doivent s'appliquer surtout aux lieux qui renferment soit des enfants, qui sont en voie de développement, soit des malades.

L'action de la lumière sur la *peau* de l'homme est tout à fait analogue à celle qu'elle exerce sur la coloration des animaux et des plantes, et plus on se rapproche des tropiques, plus on voit la peau de l'homme brunir et devenir même tout à fait noire. Le séjour au bord de la mer ou à la campagne suffit du reste pour amener au bout de peu de temps une teinte bistrée de la peau, qu'on nomme le *hâle*.

La lumière agit sur le *système nerveux* et excite ou déprime le caractère suivant son intensité, comme cela peut s'observer par les temps clairs ou sombres. L'obscurité peut avoir par conséquent de l'influence dans certaines maladies mentales où on observe de l'agitation ou au contraire de la dépression, de la mélancolie: l'obscurité calmant la première, la lumière vive et colorée diminuant la seconde. Des résultats assez satisfaisants ont été obtenus dans cette voie, mais les essais ne se sont pas généralisés (1).

La lumière trop intense peut produire des accidents tels qu'érythèmes, coups de soleil, maladies d'yeux. On a cité des cas de cécité par suite d'éblouissements

---

1. C'est dans ce but qu'on a installé dans des asiles d'aliénés à côté des *cellules* que l'on peut rendre tout à fait obscures, des cellules avec des vitraux bleus ou violets, etc.

provoqués par des éclairs. L'excès de lumière peut provoquer de l'excitation cérébrale, de la céphalalgie, des vertiges, quelquefois des vomissements et des convulsions. Chez les hystériques, une lumière très vive peut provoquer le sommeil hypnotique.

La couleur de la lumière a aussi une certaine importance : certaines couleurs sont excitantes, comme le rouge ou dépressives comme le bleu et le noir. La couleur blanche est souvent très pénible à supporter lorsqu'elle est éclatante, comme dans le cas où il y a réverbération, sur la neige par exemple, et elle peut provoquer des accidents du côté de la vue.

Enfin, c'est grâce à la lumière que l'œil perçoit les objets extérieurs. Mais néanmoins, avec l'habitude on arrive à distinguer les objets dans l'obscurité. Certaines personnes et certaines espèces animales surtout, comme les lions, les tigres, etc., possèdent normalement cette faculté.

La lumière artificielle s'obtient par divers procédés. Autrefois on se servait de chandelles et de lampes à huile ou à graisse. Aujourd'hui on emploie des bougies et des lampes plus ou moins perfectionnées, alimentées soit par de l'huile, soit par des essences minérales. Enfin on se sert du gaz et depuis quelques années, de la lumière électrique destinée sans doute un jour à supplanter les autres procédés d'éclairage.

Aucune de ces lumières, même les plus intenses, ne saurait remplacer, ni valoir au point de vue hygiénique, la lumière naturelle. Elles fatiguent beaucoup plus la vue parce qu'elles ne sont pas diffuses et que leurs rayons frappent trop directement les yeux. Lorsque la lumière artificielle est insuffisante, elle fatigue du reste encore bien plus, car il faut un effort permanent et exagéré pour maintenir la pupille suffisamment dilatée, de façon à suppléer à l'intensité trop faible des rayons par un plus grand nombre de rayons qui peuvent ainsi pénétrer dans l'œil. En outre il se joint à cette lumière artificielle, sauf pour la lumière électrique, une mauvaise condition, c'est de chauffer en même temps qu'elle éclaire.

Elle ne saurait remplacer non plus la lumière naturelle, au point de vue de l'hygiène générale, car tous les gens qui travaillent à la lumière artificielle, tels que les veilleurs de nuit, les boulangers, les typographes, etc., offrent les mêmes maladies que ceux qui travaillent dans la demi-obscurité. Le travail soutenu à la lumière artificielle détériore la vue, avons-nous dit. Elle cause ordinairement la myopie que la vie au grand air ou au grand jour suffit à rétablir. Très souvent aussi elle produit de la conjonctivite. Pour se préserver, on se sert de *conserves* bleues ou noirâtres, dans la composition desquelles il entre des substances qui, outre leur coloration qui adoucit la lumière, ont le pouvoir d'empêcher en partie la chaleur de passer. Cela m'amène à vous parler des *lunettes*. Je ne veux vous en dire que quelques mots, et vous donner seulement un conseil pratique. Autant les lunettes sont utiles lorsqu'elles sont adaptées à votre vue, autant elles sont nuisibles et peuvent la détériorer rapidement lorsqu'elles n'y correspondent pas. Apportez donc le plus grand soin dans le choix des lunettes, n'achetez jamais de ces verres à bon marché, mal fabriqués, irréguliers. Allez chez des opticiens qui puissent mesurer votre vue, et cela des deux côtés, car il est bien rare que les deux yeux soient semblables. Vous pourrez alors sans crainte porter des lunettes qui ne risqueront pas de vous abîmer la vue plus qu'elle ne l'est si elles sont trop fortes, ou de vous être inutiles si elles sont trop faibles. Ces considérations vous permettront aussi de mieux vous rendre compte des remarques que pourront vous faire les malades de vos services qui portent des lunettes.

Chaleur.

Nous avons à considérer trois sortes de chaleur : la *chal: ur animale*, la *chaleur naturelle* ou *cosmique*, et la *chaleur artificielle*.

Chaleur animale. — Tous les animaux produisent de la chaleur, et plus un animal est élevé dans l'échelle des êtres, plus sa chaleur est élevée. Le *thermomètre* que vous connaissez tous, sert à mesurer cette température. Placé sur la peau, ou introduit dans les cavités naturelles de l'homme, ce qui vaut mieux, la température normale doit osciller entre 37° et 37°, 5. On peut se contenter dans la plupart des cas de prendre la température dans l'aisselle. Mais si on veut avoir une température exacte, il faut le placer soit dans l'anus chez les enfants et chez l'homme, soit dans le vagin chez la femme. Pour être sûr que le thermomètre est monté aussi haut qu'il pouvait il faut le laisser en place environ cinq à six minutes dans l'anus ou le vagin et 15 minutes dans l'aisselle.

Quelles sont les *causes* de la chaleur intérieure que vous constatez ainsi ? On croyait autrefois que les phénomènes chimiques qui se passent dans le poumon pour transformer le sang veineux en sang artériel étaient la seule source de la chaleur animale. Il n'en est rien et bien que la respiration soit une des causes principales, il en existe bien d'autres. La chaleur se produit partout où il y a des combinaisons chimiques, c'est-à-dire dans l'intérieur de tous les tissus. Le sang, parti de ces points, est doué d'une certaine quantité de chaleur qu'il porte ainsi dans tout l'organisme à la façon d'un appareil de chauffage par des courants d'eau chaude.

Cette température du sang est à peu près constante, mais elle peut varier sous l'influence de diverses conditions qui l'augmentent ou l'abaissent.

La température extérieure, l'alimentation et le fonctionnement organique l'augmentent. Quand la température extérieure est très basse, la respiration et la circulation s'accélèrent. Il en résulte une plus grande activité des échanges chimiques, et par conséquent augmentation de la chaleur.

Les matières grasses développent plus de chaleur que les matières sucrées et amylacées, et celles-ci plus que les viandes et le poisson.

Le fonctionnement très actif des organes engendre de la chaleur. La course, l'exercice musculaire, les travaux manuels, la gymnastique, sont des causes d'augmentation de la chaleur animale. Vous l'avez tous éprouvé et je n'ai pas besoin d'y insister Pendant le travail de la digestion, la chaleur augmente et particulièrement au niveau du foie, et nous supportons tous mieux le froid après un bon déjeuner qu'à jeun.

Le travail intellectuel lui-même est une source de chaleur.

Mais si l'homme peut voir sa chaleur intérieure augmenter, il peut la voir aussi diminuer. — Un objet chaud placé au milieu de l'air échauffe cet air ambiant en même temps qu'il perd de sa chaleur, et finit par se mettre en équilibre de température avec l'extérieur. C'est ce qu'on appelle le *rayonnement de la chaleur*. La chaleur du corps humain rayonne de même et elle finirait par s'éteindre si elle n'était incessamment alimentée par ses nombreux foyers intérieurs. Cette cause de perte de chaleur est surtout importante chez les nouveau-nés, car plus un corps est petit, plus il se refroidit rapidement. Les tout jeunes enfants doivent donc être très surveillés au point de vue de la température.

D'autre part, il se produit à la surface de la peau et dans le poumon une évaporation continuelle qui amène du refroidissement. C'est ainsi que le vent agit pour rafraîchir en accélérant l'évaporation cutanée et pulmonaire, et l'éventail n'a pas d'autre but.

On peut exagérer ce phénomène pour mieux s'en rendre compte. Versez-vous de l'éther sur la main. Il est très volatil et en s'évaporant, produit un froid souvent très vif; en le vaporisant, comme on le fait avec le vaporisateur Richardson, on augmente encore la rapidité de cette évaporation et le froid peut être tel alors qu'on obtient la congélation de la partie qu'on vaporise.

Chaleur cosmique. — A côté de la chaleur animale, se place la chaleur naturelle ou cosmique. Elle est des plus variables et je n'ai pas besoin de vous rappeler la différence qui existe entre la température des pôles et celle de l'équateur. La température est un des principaux éléments des climats. On peut à ce point de vue spécial en considérer cinq.

Climats torrides à 25° et au-dessus;
 — chauds de 15° à 25°.
 — tempérés de 5° à 15°.
 — froids de + 5° à — 5°.
 — polaires de — 5° à — 15°.

Mais outre les différences produites dans la température par la latitude, il en est d'autres produites par l'altitude. Vous savez en effet que plus on s'élève sur les montagnes et plus la température diminue; tellement qu'à partir d'un certain niveau le thermomètre monte rarement au-dessus de 0°. C'est la zone des neiges éternelles, qui peuvent se rencontrer même sous les tropiques. Cette zone se trouve à 720 mètres au-dessus du niveau de la mer en Norwège; à 2.700 mètres dans les Alpes et les Pyrénées; et à 4.800 mètres sous les tropiques.

Avant d'examiner l'influence de la chaleur et du froid sur l'homme, disons quelques mots des *climats*. Sans doute la chaleur en est une des conditions déterminantes, mais il faut encore tenir compte des vents qui soufflent dans le pays que l'on considère, suivant qu'il est ou non abrité; il faut tenir compte de la circulation maritime, c'est-à-dire des courants d'eau chaude qui passent dans son voisinage, comme cela existe pour les côtes de Bretagne non loin desquelles passe un courant chaud, le Gulf-Stream, qui part de l'équateur pour traverser l'Atlantique et gagner ensuite le nord, et qui amène un climat plus doux sur les côtes près desquelles il passe.

Nous venons de voir que, quelle que soit la température générale de la région, l'altitude doit entrer en ligne de compte puisque, même sous l'équateur, il peut y avoir des neiges éternelles.

Pendant l'année, la température subit des variations qui constituent les *saisons*. Dans la journée même elle présente des différences, et c'est de midi à deux heures qu'elle est le plus élevée.

Il faut faire entrer en ligne de compte aussi l'*humidité* atmosphérique, qui peut tenir soit à des conditions particulières du sol au voisinage de lacs, de marais, de la mer, ou à des conditions atmosphéri-

-ques par suite des courants qui y règnent. Il y a, comme vous le savez, des contrées pluvieuses et des pays secs et arides.

Nous avons vu plus haut aussi l'influence de la pression atmosphérique. Les vallées et les montagnes sont loin de présenter, en effet, les mêmes conditions climatériques bien que situées dans une même région.

Vous voyez donc combien est complexe cette question des climats, sans compter encore ceux qui sont modifiés par les miasmes qui y règnent.

Examinons maintenant l'influence de la chaleur cosmique et de ses variations sur l'homme. Dans les *pays tropicaux* l'organisme perd peu de chaleur. Il a donc besoin d'en produire peu pour se maintenir au degré normal. L'exagération des exhalations pulmonaire et cutanée, la suractivité du foie diminuent le dégagement de la chaleur. Aussi en résulte-t-il de la débilité musculaire et de l'atonie générale, et les maladies des pays chauds sont-elles très nombreuses. Contrairement à l'opinion généralement admise que les phtisiques se trouvent très bien de la chaleur on observe au contraire qu'à la Guyane le tiers de la population meurt de la phtisie aiguë. Les affections palustres, les dysenteries, les maladies du foie, revêtent un caractère de gravité exceptionnel. Deux maladies s'y développent spécialement : la fièvre jaune et le choléra. L'anémie y est souvent très grave. Par contre les plaies paraissent guérir avec une grande facilité. Bien que la lèpre puisse se rencontrer partout, c'est surtout dans les pays tropicaux qu'on l'observe. Il en est de même de l'éléphantiasis, maladie constituée par un épaississement considérable de la peau, surtout des membres inférieurs, qui par son aspect, ressemble à celle de l'éléphant.

Dans les *climats chauds* les habitants sont plus vigou-
reux, plus intelligents, plus actifs, plus nerveux en
général. Ils ont le plus souvent un tempérament nerveux ou bilieux. Les maladies qu'on y rencontre surtout sont les fièvres des marais, des diarrhées, des
dysenteries, différentes affections de la peau analogues à celles des zones torrides. Les affections de poitrine y sont fréquentes.

Les *zones tempérées* ne présentent pas de maladie
spéciale tenant exclusivement au climat. Ce sont les
plus salubres et les affections s'y développent sur
place, suivant des conditions locales spéciales.

Quel que soit le climat, si la chaleur du soleil est
trop intense, on voit se développer chez les gens qui
y sont soumis, des accidents connus sous le nom d'insolation, de coup ou d'apoplexie de chaleur, qui
mènent quelquefois à la mort en deux ou trois heures
avec des phénomènes nerveux, délire, aliénation mentale, coma, etc. C'est ce qu'on observe souvent chez
les soldats aux revues, chez les moissonneurs. Ces
effets peuvent être également produits par la chaleur
artificielle et on les voit survenir chez les chauffeurs,
les verriers, les fondeurs, etc.

En effet, si la température du corps est portée à un
degré exagéré même lentement, la vie est compromise.
Si l'on place, par exemple, un chien dans une atmosphère surchauffée, il meurt quand la température
dépasse de 4° la température normale. Il en est à peu
près de même chez l'homme. Aussi est-il de la plus
haute importance de prendre la température dès
qu'un malade présente de la fièvre. Si elle atteint
40° il y a toutes chances pour qu'on ait affaire à une
fièvre grave. Si elle arrive à 41° il y a danger de mort.

Si la chaleur a des inconvénients, le *froid* en a lui
aussi. Tandis que l'on doit chercher dans les climats

chauds à diminuer la chaleur animale, on doit, au contraire, s'efforcer de l'augmenter dans les climats froids où le corps tend à perdre beaucoup de chaleur.

Aussi voyons-nous toutes les conditions qui produisent la chaleur dans l'organisme s'exagérer; l'appétit est prononcé, les digestions rapides, la peau et le foie fonctionnent au minimum. Par contre, la sécrétion urinaire est très activée. La circulation est ralentie et la respiration est plus fréquente et plus ample, et, par conséquent, consomme plus d'oxygène. Remarquez, en effet, qu'un petit nombre d'inspirations larges et profondes valent mieux que plusieurs inspirations petites, courtes, précipitées et peu profondes. Dans les pays tempérés, ce sont les tempéraments lymphatiques et sanguins qui dominent. L'intelligence est moins brillante que dans les pays chauds, mais elle est plus réfléchie, et l'imagination est moins active.

Le froid peut déterminer la mort tout comme la chaleur. Exposé à un refroidissement rapide et continu, comme il arrive aux voyageurs des pôles ou comme on l'a observé pendant la retraite de Russie, l'homme peut tomber tout à coup comme foudroyé, le regard atone, les muscles raidis. Si le refroidissement est plus lent, il y a d'abord de la fatigue, de l'engourdissement, un besoin de sommeil. Si on y succombe, on est perdu. La circulation et la respiration se ralentissent, puis s'arrêtent. La mort est rapide et fatale.

Mais le froid, au lieu d'agir sur tout l'organisme, peut n'agir que sur une partie du corps. C'est surtout sur les parties saillantes et découvertes comme le nez, les oreilles, les mains, les pieds chez les cavaliers, qu'il porte son action. Les parties deviennent d'abord pâles, refroidies, et en même temps perdent leur sensibilité, ce qui empêche l'individu de s'apercevoir qu'il gèle. Puis les parties s'infiltrent de sérosité et peuvent enfin s'escharifier et tomber mortifiées. On a différents degrés de *froidures* : l'engelure, la phlyctène (ou cloche), l'eschare du tissu cellulaire, celle des muscles et enfin la mort totale. Quand le froid est humide, il agit encore plus rapidement.

Il faut éviter avec le plus grand soin de se réchauffer trop rapidement lorsqu'on est gelé ou refroidi, car le brusque passage du froid au chaud, le rétablissement trop rapide de la circulation dans les p rties d'où le sang s'est retiré, peuvent déterminer des accidents aussi graves que le froid lui-même.

Pour lutter contre le froid extérieur, nous avons vu que l'alimentation était une excellente source de chaleur animale. Aussi, dès que cette alimentation fait défaut, les accidents produits par le froid surviennent-ils avec une plus grande intensité et une plus grande rapidité.

Quant aux maladies spéciales aux régions froides, elles tiennent surtout aux conditions d'existence des habitants, plutôt qu'à l'action du froid lui-même, aussi n'insisterons-nous pas. Disons seulement que les tempéraments sanguins et lymphatiques y sont en majorité et qu'on y rencontre surtout des affections pulmonaires.

Dans les pays tempérés, c'est surtout par sa rapidité que le froid agit, comme les courants d'air, les appartements froids, la pluie, qui surprennent le corps en sueur. Il détermine surtout alors des phlegmasies (ou inflammations) des muqueuses du nez et des bronches, des pneumonies, des pleurésies, des angines, du rhumatisme. Cette action se produit surtout sur les sujets affaiblis, les vieillards, les femmes, etc.

Maintenant que nous avons vu les effets de la chaleur et du froid, il faut chercher les moyens de les combattre.

Dans les pays chauds, il faut manger peu et prendre surtout des aliments féculents et sucrés qui, comme nous l'avons vu, produisent peu de chaleur. Dans les pays froids, au contraire, il faut donner la préférence aux graisses et aux aliments tels que le blé, le seigle, l'orge et la viande. L'exercice musculaire, la marche, les travaux manuels, permettent de lutter contre le froid. Par contre, les habitants des pays chauds ont soin de rester immobiles pendant la chaleur du jour. La sieste y est indispensable. Nous avons vu l'importance du fonctionnement de la peau ; il faut l'activer pour lutter contre la chaleur. Aussi les frictions, les bains froids, les massages, sont-ils très utiles et tous les peuples méridionaux les ont adoptés instinctivement. Dans les pays du Nord, au contraire, il faut empêcher ce fonctionnement de la peau et dans ce but, les onctions avec des corps gras sont absolument indiquées, et permettent de supporter des froids très vifs.

Tous les gens atteints d'affections inflammatoires des voies respiratoires doivent, plus que d'autres, redouter les effets du froid et tamiser l'air à travers des cache-nez de laine, au passage desquels il s'échauffe. On arrive déjà à ce résultat en respirant par le nez seulement et non par la bouche. L'air, en passant à travers les fosses nasales et le pharynx a le temps de prendre un peu de la chaleur des parties qu'il traverse et impressionne moins vivement et moins désagréablement la muqueuse respiratoire, quand il arrive à son contact.

TROISIÈME LEÇON.

Electricité. — Influence sur la santé. — Temps orageux et orages.
— Foudre : accidents qu'elle cause. — Moyens de l'éviter :
étoffes de soie, substances isolantes, paratonnerre.
Vents. —Leurs différences suivant leur direction. Vents spéciaux à
certaines contrées : Simoun, mistral, sirocco. — Courants d'air.
Endémies. — Définition. — Fièvre des marais. — Production des
miasmes paludéens : leurs différentes origines. — Moyens de
s'en préserver, et précautions à prendre. — Goître — Crétinisme. — Pellagre.
Epidémies. — Différence avec les endémies. — Modes de propagation des épidémies. — Causes des épidémies. — Miasmes et
virus. — Maladies contagieuses. — Vaccine et vaccination. —
Immunité donnée par la vaccine. — Règles d'hygiène publique
et privée en temps d'épidémies. — Isolement. — Désinfection.

MESDAMES, MESSIEURS,

Je vous ai déjà dit que l'*électricité* existait à l'état
normal dans l'atmosphère et que tant qu'elle ne dé-
passait pas un certain degré elle n'avait aucune
influence appréciable sur l'organisme humain. Il n'en
est plus de même lorsque l'air en est surchargé. Cette
électricité atmosphérique ne se rencontre guère dans
les lieux bas et est au contraire plus marquée sur les
montagnes à et mesure qu'on s'élève. En rase campagne on ne trouve guère d'électricité qu'à quelques.
mètres au-dessus du sol. Les conditions qui font varier
l'état électrique de l'atmosphère sont encore l'objet

do grandes contestations et sont pour mieux dire presque inconnues. Ce qu'on connaît mieux, ce sont les effets de cette augmentation de l'électricité. Tout d'abord ce sont les *orages*. Vous savez qu'il existe deux sortes d'électricités : une dite positive, l'autre négative. Lorsque deux corps chargés d'une de ces électricités se rencontrent, il en résulte une étincelle. L'électricité atmosphérique s'accumule dans les nuages, et quand deux nuages chargés d'électricité opposée se rencontrent, l'orage éclate, c'est-à-dire qu'il se produit une décharge électrique qui se manifeste à nous par une étincelle qu'on nomme l'*éclair* et qui s'accompagne d'une détonation qui est le *tonnerre*. Lorsque les nuages sont situés assez bas, la foudre peut atteindre les objets et les individus placés à la surface de la terre. Les orages sont très fréquents et très intenses dans les pays chauds, et au contraire de plus en plus rares à mesure qu'on s'avance vers le nord. En effet, dans les régions froides ou polaires l'électricité atmosphérique est très minime et finit par être presque nulle.

Quels sont les *effets* des orages sur l'homme ?

Lorsque le temps est orageux, les gens nerveux, les femmes surtout, éprouvent un malaise spécial, de l'accablement, de la difficulté à respirer, de l'agitation, de l'énervement, qui les empêchent de faire aucun travail suivi. Ajoutez à cela chez beaucoup de femmes, l'émotion et même une véritable terreur. Outre les gens nerveux, certains malades ressentent de fâcheux effets des temps d'orage. Tels sont les rhumatisants, les goutteux, les névralgiques, qui voient leurs douleurs s'accroître. Les gens atteints d'affections du cœur, de la poitrine, de fièvres, sont tout particulièrement gênés ; les orages déterminent sou-

vent des attaques chez les hystériques ; enfin les cica-
trices de plaies anciennes, les vieilles fractures,
deviennent souvent le siège de nouvelles douleurs
qui se font sentir même avant que l'orage se forme.
Ils paraissent encore avoir une certaine influence sur
le développement des épidémies.

Mais à côté de ces inconvénients de l'orage, qui
sont d'ailleurs passagers, il est de véritables accidents
qui, eux, sont le fait de la *foudre*. Si la foudre atteint
notre corps, elle y produit des brûlures profondes et
douloureuses, suivant un trajet très sinueux. Si elle
atteint l'intérieur de l'organisme, elle frappe surtout
le système nerveux, et peut déterminer des paralysies.
Elle tue même quelquefois instantanément par com-
motion sans qu'il soit possible de trouver aucune
lésion capable d'expliquer la mort.

Les éclairs seuls peuvent, par leur intensité, provoquer de la cécité, qui, quelquefois cependant, n'est
que passagère.

Que faut-il faire pour se prémunir contre les effets
de l'électricité atmosphérique? Les anciens employaient toutes sortes de procédés, tels que de se
placer dans des lieux bas, de se mettre des couronnes
de laurier, de se couvrir de certaines peaux d'animaux. Ce qu'il y a de certain, c'est qu'il y a des substances isolantes et d'autres, au contraire, qui conduisent bien l'électricité. Les premières sont des étoffes
de soie, et aussi mais moins, celles de chanvre et de
lin. Les pièces de métal, au contraire, sont d'excellents
conducteurs de l'électricité, ainsi que les objets
humides, etc. Il faut donc éviter le voisinage des
métaux, des murs mouillés, du sol trempé par la
pluie. On vous conseille en général de fermer avec
soin les fenêtres pendant l'orage, sous prétexte que
les courants d'air conduisent la foudre. Il n'en est

rien, mais cette précaution n'en est pas moins utile, car les fenêtres sont garnies de carreaux de verre, lequel est un isolateur par excellence de l'électricité. Lorsque vous vous trouvez dehors, il n'y a en tout cas pas plus de danger à courir pour vous abriter qu'à rester immobile. Mais ce que vous devez éviter alors, c'est de vous mettre à l'abri sous des arbres. Tous les points élevés, tels que les clochers, les cheminées d'usines ou de bâtiments très hauts, les arbres, les peupliers surtout, ont le privilège d'attirer la foudre et de lui servir de conducteurs. C'est ainsi qu'on voit si souvent des sonneurs de cloches foudroyés à la campagne, où on croit communément que le son des cloches préserve de la foudre. Il faut surtout éviter de rester par groupes de plusieurs personnes, car la foudre atteint de préférence les agglomérations d'individus. C'est ce qui arrive souvent pour les troupeaux qui, instinctivement, se réfugient sous les arbres touffus en se serrant les uns contre les autres. Evitez aussi à la campagne de rester sur une colline ou des rochers élevés, et descendez plutôt dans la plaine où la foudre a bien moins de chances de vous atteindre.

Le meilleur et le seul moyen de préserver les maisons et leurs habitants des effets de la foudre, c'est de les munir de *paratonnerres*, et tous les monuments publics en sont aujourd'hui pourvus. Le paratonnerre est constitué par une tige métallique pointue, qui est en communication avec une chaîne isolée de l'édifice et qui plonge dans un puits. La foudre, au lieu de tomber au hasard sur un point élevé quelconque, est attirée par cette pointe métallique et le fluide électrique est dirigé par la chaîne métallique jusque dans l'eau du puits où il ne peut causer aucun dégât.

Vents.

Nous avons déjà eu l'occasion d'en dire quelques mots à propos de l'atmosphère, et de voir leur influence générale sur la santé. Je vous parlerai seulement ici des différences qu'ils présentent suivant les climats.

Quand ils soufflent de la mer, ils sont tièdes et chargés d'humidité, tandis qu'au contraire ils sont brûlants et secs, quand ils viennent des plaines de sables qui forment les déserts ; glacés quand ils soufflent des pays couverts de neiges ou des montagnes élevées. De plus, ils peuvent se charger de miasmes et d'émanations pestilentielles en traversant certaines régions, et c'est là une des causes principales de la propagation des maladies contagieuses et épidémiques. Plus les lieux sont bas, plus les vents présentent la même direction ; plus les lieux sont élevés, et plus les vents sont au contraire irréguliers. Enfin, au point de vue de leur fréquence, sachez seulement qu'il y a des vents permanents, des vents périodiques et des vents accidentels.

Chez nous, les vents du nord-est sont froids et secs. tandis que ceux de l'ouest et du sud-ouest amènent ordinairement la pluie, chargés qu'ils sont de l'humidité produite par l'évaporation de l'océan. Il y a des vents qui sont spéciaux à certains pays, par exemple le *sirocco* en Algérie, vent brûlant et embrasant l'atmosphère et que les Africains du Sahara appellent *simoun*, qui veut dire empoisonné. En Provence, on a le *mistral*, vent froid et d'une rapidité extrême. Les étrangers, plus encore que les indigènes, souffrent de ces vents, mais ceux-ci eux-mêmes fuient devant eux et se réfugient dans leurs habitations dès qu'ils les sentent venir.

Ce qui est surtout pernicieux chez nous, c'est l'action des *courants d'air* froid, qui produisent tant d'affections des voies respiratoires. Mais si les vents ont certains désavantages, ils rendent aussi des services, car dans les lieux où l'air circule mal et est toujours calme, lieux généralement bas et humides, il se développe très facilement des maladies, telles que la scrofule, l'anémie, la phtisie, et les épidémies s'y propagent plus facilement ainsi qu'on l'observe dans les vallées étroites et dans les quartiers bas des villes.

Endémies.

Les maladies endémiques sont des maladies qui tiennent aux conditions spéciales de certaines régions, conditions qui sont permanentes ou passagères et revenant à des époques plus ou moins fixes. L'état de l'atmosphère, du sol, de l'alimentation ; le voisinage de marais, de la mer, de lieux de décomposition de matières animales ou végétales, sont les principales conditions propres à faire naître des affections endémiques.

La principale de ces endémies est la *fièvre des marais* qui n'est que la manifestation d'un état général de l'organisme qu'on désigne sous le nom d'*impa-*

ludisme. Cette endémie palustre s'observe surtout dans certaines colonies, telles que la Cochinchine, le Sénégal, la Guyane, etc., etc., mais elle est loin d'être rare dans notre pays et on la rencontre dans la Bresse, la Sologne, la Saintonge, etc., etc. Certaines localités peu étendues doivent son existence au voisinage de marais. C'est en effet dans les émanations des eaux stagnantes des marais que se trouve la source de la fièvre palustre. Il existe à la surface de ces eaux marécageuses une foule de plantes variées qui logent des quantités de petites particules microscopiques, végétaux et animalcules, meurent à la fin de l'été et pourrissent d'autant plus vite que la température est plus élevée. Il se dégage de cette décomposition des hydrogènes carbonés et sulfurés qui se répandent dans l'atmosphère en entraînant avec eux les particules animales et végétales décomposées, qui sont emportées ou maintenues à peu de hauteur du sol par la vapeur d'eau qui se condense le soir. Aussi, est-ce surtout le soir, lorsque la journée a été chaude, que vous sentez tout spécialement les effluves marécageuses.

Mais les marais ne sont pas seuls à déterminer l'apparition de fièvres intermittentes. Il suffit qu'on ait un foyer de décomposition animale ou végétale pour les voir survenir. C'est ainsi que les rivières où l'on met à rouir les chanvres, que les confluents de rivières trop larges pour que le courant soit assez rapide, peuvent les provoquer. Il en est de même de simples travaux de terrassements, de fouilles, surtout sur l'emplacement d'anciens cimetières.

La fièvre paludéenne peut être *continue*, ce qui est rare. Le plus souvent elle est *intermittente* et caractérisée par des accès qui présentent trois stades : d'abord du frisson avec tremblement, puis un stade de chaleur brûlante, et enfin des sueurs abondantes qui soulagent le malade. Contrairement aux affections fébriles, c'est de minuit à midi que surviennent ces accès. Ces accès, par leur répétition, finissent par plonger le malade dans un état cachectique spécial, la cachexie palustre, à laquelle il peut finir par succomber. Le seul remède est le quinquina sous toutes ses formes et surtout le sulfate de quinine.

C'est presque toujours à la fin de l'été qu'on la voit survenir, et c'est surtout le soir, quand l'air est humide, que ces émanations sont le plus dangereuses. Souvent des murs, des rideaux d'arbres, de peupliers, suffisent à faire dévier les courants qui les transportent. Mais ces barrières ne sont pas toujours suffisantes et la première chose à faire est alors de dessécher les marais, de les assainir, de maintenir l'écoulement facile et le niveau des rivières. Si ces conditions ne peuvent être réalisées, il faut alors éviter autant que possible le voisinage trop proche des marais, habiter d'un côté où le vent apporte le moins souvent les émanations marécageuses ; sinon s'en garantir par des palissades élevées et surtout des rideaux d'arbres épais ; habiter des lieux élevés, les étages supérieurs des maisons, les miasmes ayant tendance à être toujours entraînés par l'humidité de l'air à la surface de la terre : éviter de sortir le soir, surtout après les journées chaudes où ces émanations se développent le plus facilement. Il faut enfin s'alimenter de la façon la plus fortifiante possible.

Le *goitre* et le *crétinisme* sont également deux affections endémiques, mais beaucoup moins répandues que la fièvre intermittente. C'est surtout dans les vallées de la Suisse qu'on rencontre le crétinisme. Si tous les crétins sont des goitreux, tous les goitreux ne sont pas des crétins et on observe assez communément dans certains pays très sains, des individus, surtout des femmes, qui ont des goitres très volumineux sans que ni leur physique, ni leur intelligence paraissent en quoi que ce soit modifiés. Les conditions dans lesquelles apparaît le crétinisme sont très difficiles à déterminer. Il est probable que l'état du sol, la composition de l'eau surtout, jouent un certain rôle dans son développement.

La *pellagre* ou *mal de misère* est encore une affection endémique qui attaque les habitants dans les localités où la farine de maïs forme la base de l'alimentation, lorsque cette farine provient de maïs mal desséchés et altérés. C'est une maladie très longue et pouvant durer des années. Les malades sont d'abord pris de malaise, de lassitude inexplicable, d'inertie; la peau est le siège d'érythème, puis de pustules. Ils ont de la diarrhée, de la fièvre. Ils finissent par tomber dans la démence et la paralysie. Cette maladie règne surtout en Italie, en France, dans les Landes, la Gironde, la Haute-Garonne, où elle est du reste rare. La seule règle hygiénique à suivre dans ces pays est de ne pas consommer de maïs altéré.

Epidémies.

Entre les endémies et les épidémies, il est souvent très difficile d'établir une limite, car bien souvent les maladies endémiques deviennent épidémiques et réciproquement. Pour n'en donner qu'un exemple, je

citerai la variole, qui après avoir sévi d'une façon
épidémique est actuellement endémique; la fièvre
typhoïde, qui est endémique, devient à certaines époques épidémique. Il suffit, pour qu'une maladie soit
épidémique, qu'elle devienne à un moment donné
plus fréquente, se généralise et présente un nombre de
cas tout à fait exceptionnel. On regardait autrefois la
cause des épidémies comme mystérieuse, sous l'influence d'un génie épidémique dont on ne pouvait
que constater les effets. Aujourd'hui si la cause de
toutes les épidémies n'est pas encore trouvée, on tend
à les regarder comme le résultat de la propagation
par l'air de germes infectieux microscopiques. Mais
l'air n'est pas le seul agent capable de transmettre des
germes morbides. Les conditions du sol et particulièrement de l'eau, l'alimentation sont tout aussi fréquemment l'origine des affections épidémiques. Vous
savez par exemple que c'est surtout par l'eau que se
transmet la fièvre typhoïde, et peut-être le choléra (?).
Mais dans ces cas l'eau ne sert que de véhicule aux
germes morbides. La pellagre, que nous citions tout à
l'heure, devient épidémique lorsque tous les habitants
d'un pays se nourrissent de la même farine altérée.
Mais il y a un autre procédé de propagation des épidémies, c'est la contagion directe. Toute affection épidémique n'est pas nécessairement contagieuse non plus
que toute maladie contagieuse ne devient pas forcément épidémique. La fièvre typhoïde peut-être épidémique si un grand nombre de personnes boivent de
l'eau infectée; mais la fièvre typhoïde n'est pas contagieuse, c'est-à-dire que le contact d'un typhique ne
communique pas la fièvre typhoïde. Au contraire, un
varioleux, même lorsqu'il ne s'agit que d'un cas isolé,
peut donner la variole à ceux qui l'approchent. Il y a
cependant une condition dont il faut tenir le plus

grand compte, c'est de l'état de réceptivité morbide de l'individu. Sans cela on ne saurait expliquer comment, sur plusieurs personnes placées dans les mêmes conditions, les unes prennent une maladie et les autres restent indemnes.

Il y a lieu de distinguer deux grandes classes dans les agents qui produisent soit les endémies, soit les épidémies : ce sont les *miasmes* et les *virus*. Par miasme on entend un agent morbide spécifique qui se produit en dehors de l'organisme humain, lequel est incapable de le produire ni de le propager. Par virus ou contage on entend au contraire un agent morbide produit par un organisme déjà malade et capable de donner la même maladie à un organisme sain.

Les maladies contagieuses peuvent se propager soit par l'air, soit par le contact. Les principales sont : la variole, la scarlatine, la rougeole, l'érysipèle, la syphilis, etc.

Les affections miasmatiques sont : le choléra, la fièvre jaune, la peste, le typhus, la fièvre des marais, etc., etc.

Les conditions atmosphériques et sociales ont une grande influence sur les épidémies. Tantôt les grandes chaleurs, plus souvent le froid, l'alimentation insuffisante, l'encombrement surtout, sont autant d'auxiliaires qui favorisent leur développement aussi bien pour les affections contagieuses que miasmatiques. Je ne veux pas entrer ici dans des détails à propos de toutes les maladies contagieuses ou épidémiques, et je m'arrêterai seulement à vous dire quelques mots de la variole, car c'est une des plus graves qu'on observe chez nous, mais aussi la seule pour ainsi dire qu'on puisse prévenir presque à coup sûr. Grâce à la *vaccine* en effet, on peut l'éviter et c'est à Jenner que revient l'honneur de cette découverte si importante. La vaccine n'est autre chose que la maladie produite par l'inoculation du virus de la picote ou du cow-pox, maladie pustuleuse spéciale aux vaches. Je n'ai pas à vous décrire ici comment on pratique cette inoculation ; vous l'apprendrez ailleurs (1). Mais je dois vous dire que lorsqu'elle réussit et que la vaccine se développe, elle préserve de la variole pendant une période d'au moins dix à quinze ans. On doit donc se faire revacciner tous les dix ans, et si on prenait ce soin, ou si on le rendait obligatoire, la variole déjà peu fréquente deviendrait une rareté. Une chose que vous devez bien savoir, c'est que si le vaccin ne prend pas, il ne s'ensuit pas que vous soyez pour cela à l'abri de la variole. On peut être réfractaire à la vaccine sans l'être à la variole. *Il faut dans ce cas se faire revacciner tous les ans jusqu'à ce que le vaccin ait pris.*

Lorsqu'on voit survenir dans son entourage des cas de variole, il ne faut pas attendre aussi longtemps et se faire revacciner de suite. Le meilleur vaccin est le vaccin pris sur un enfant très sain, âgé d'au moins cinq mois, et indemne de syphilis, ce dont on doit toujours s'assurer, car elle se transmet par la vaccination. Pour éviter de courir ce risque, on peut se contenter du vaccin de génisse. Mais dans tous les cas, il faut pratiquer de six à dix piqûres.

En temps d'épidémie quelconque, outre les *mesures d'hygiène publique* ordonnées par l'administration, que doit faire chaque particulier? Tout d'abord il doit se mettre dans les meilleures conditions de résistance, et cela non seulement au physique par une alimentation suffisante et tonique, mais encore au moral,

1. *Manuel des infirmières*; T. II, *Pansements*, p. 182.

car la peur, le manque de calme réagissent d'une façon très fâcheuse sur le physique. On doit éviter les excès, les fatigues de toutes sortes, et toutes les causes de débilitation. Les enfants doivent autant que possible être éloignés du foyer épidémique, car ils sont plus faibles que les adultes. Dès qu'un cas se déclare dans une maison, il faut l'*isoler* le mieux possible, et veiller à ne pas transporter les germes morbides par ses vêtements, ses mains et avoir par conséquent les plus grands soins de propreté. Il faut *désinfecter* les linges, la literie, les matières fécales du malade atteint, et désinfecter l'appartement lui-même qu'il a occupé lorsque la maladie a cessé, car les tentures, les tapisseries, récèlent les germes morbides et pendant de longues années quelquefois engendrent de nouveaux cas.

QUATRIÈME LEÇON.

Habitation. — Habitations primitives. — Considérations générales sur les habitations.
Choix de l'emplacement : Hauteurs, plaines.
Sol : son importance considérable ; terrains marécageux, humides, argileux, sablonneux.
Orientation : Ses variations suivant les localités et les climats. — Effets des vents, du voisinage des bois, de la mer, sur les habitations.
Matériaux. — Choix des matériaux. — Leurs variétés. — Pierres gélives. — Fondations. — Caves. — Sous-sols. — Murs. — Planchers et carrelages. — Toits. — Causes d'insalubrité des maisons : fosses d'aisances, eaux ménagères, malpropreté des ap-

partements.— Viciation de l'air dans les appartements. — Cube
d'air nécessité dans les chambres. — Utilité des cheminées.

Mesdames, Messieurs,

Les hommes primitifs, comme du reste encore aujourd'hui quelques races sauvages, se servaient pour
demeures, des cavernes qui se trouvent dans les rochers.
Plus tard, ils construisirent ces monuments appelés
dolmens dont la plupart étaient non pas des tombeaux
ou des autels, mais bien de simples habitations. Ils se
servirent encore de huttes en terre, en chaume, etc.,
qu'on peut rencontrer aussi de nos jours dans certains
pays.

S'il est une chose où les lois de l'hygiène devraient
être appliquées, c'est bien dans la construction et
l'aménagement des *maisons*, puisque c'est là qu'on
passe la plus grande partie de son existence journa-
lière.

Quelles sont donc les meilleures conditions pour
qu'une habitation soit hygiénique?

Avant de songer à son aménagement intérieur, il
faut se préoccuper de la situation qu'elle doit occuper
et qui comprend plusieurs points à envisager. Il est
bien évident qu'il est le plus souvent impossible de
réunir toutes les conditions désirables et qu'il faut se
contenter d'améliorer ce qu'on ne peut supprimer.
Supposez cependant que vous avez le choix de l'*emplacement* de votre maison.

Vous avez vu dans les leçons précédentes que dans
les lieux un peu élevés, l'air est plus pur, que la circulation atmosphérique s'y fait plus facilement. Vous
préférerez donc une colline à une vallée. Évitez cependant une hauteur trop élevée où le froid et le vent,

trop intenses pendant l'hiver en rendraient le séjour peu agréable.

Le *sol* sur lequel vous voulez construire a une grande importance. Vous connaissez déjà les inconvénients qu'il y a à se trouver dans des terrains marécageux, à cause des miasmes qui s'en dégagent. Les terrains humides, où l'eau séjourne à la surface sans pouvoir pénétrer profondément, comme sont les terrains argileux, sont très malsains. Car non seulement les eaux de pluie, mais les eaux ménagères, ne peuvent pas s'écouler facilement et croupissent à la surface du sol. L'habitude qu'on a dans certaines campagnes de laisser près des maisons séjourner des eaux dans des mares, ou encore de conserver dans des fosses du fumier, est des plus mauvaises et doit être absolument déconseillée.

Les terrains composés de sable ou de calcaire, absorbent au contraire très facilement les eaux et doivent, pour cette raison, être préférés. Nous verrons, du reste, comment les égouts peuvent parer au mauvais écoulement des eaux.

Recherchez le voisinage des arbres, des jardins, des bois, s'ils ne sont pas trop proches, car ils entretiendraient l'humidité.

Nous avons vu, en effet, de quelle façon les arbres purifient l'air en absorbant l'acide carbonique et dégageant de l'oxygène. De plus, des rideaux ou des massifs d'arbres peuvent arrêter les miasmes, tels que ceux provenant des marais.

Choisissez autant que possible un emplacement situé près d'une rivière ou d'une eau courante, à condition toutefois que votre maison soit à un niveau supérieur à celui de la rivière, autrement l'écoulement des eaux ne saurait se faire.

Une fois l'emplacement choisi, vous avez à vous

occuper de *l'orientation* que vous donnerez à votre maison, car l'exposition est fort importante et peut combattre dans une certaine mesure les inconvénients inhérents au climat ou à l'emplacement lui-même. Elle doit donc varier suivant les climats et suivant les localités. C'est ainsi que l'exposition au Sud dans les pays froids, à l'Est dans les pays humides, au Nord dans les pays chauds, devra être recherchée. Il faut toujours éviter, dans nos contrées du moins, de s'exposer à l'Ouest, dont le vent amène toujours de l'humidité. Les meilleures expositions sont celles du Midi et de l'Est. L'idéal serait une maison dont chaque face aurait une exposition différente, chacune ayant ses inconvénients et ses avantages. Mais d'une façon générale, il faut choisir l'exposition qui donne le plus d'air et de lumière dans les appartements. Les prisons, les hôpitaux, les casernes, tous les bâtiments où se font facilement des fermentations, doivent être exposés de préférence à l'Est. Il faut éviter aussi l'action de certains vents et modifier en conséquence ces règles d'orientation. Les vents humides en particulier sont très nuisibles. Ils finissent par imprégner les murs d'humidité et on voit dans certaines pièces, lorsqu'on y fait du feu, l'eau suinter à leur surface. C'est ce qui arrive souvent dans des maisons nouvellement construites, dont les murs ne sont pas secs et qui sont la cause de tant de douleurs rhumatismales et névralgiques, pour les premiers locataires. Le moyen de parer à ces inconvénients, est de ne pas faire de feu dans la chambre à coucher, d'augmenter l'épaisseur des murs, de les couvrir de tentures, de mettre de doubles fenêtres, etc., de séparer le lit du mur par un rideau, etc., etc.

Certaines conditions locales spéciales peuvent encore modifier l'orientation : tel est par exemple, le voisinage de certaines fabriques qui dégagent des odeurs nauséabondes ou répandent dans l'air des vapeurs délétères, telles que les fabriques de noir animal, de produits chimiques, etc. Il en est de même des dépotoirs, des charniers, etc.

Une fois l'orientation ainsi déterminée, il faut faire choix de *matériaux* qui soient à la fois solides, légers, mauvais conducteurs de la chaleur et le moins susceptibles possible d'absorber l'humidité.

Les pierres calcaires, les meulières, les grès rouges, sont les meilleurs, mais à condition que l'on n'en fasse usage que quelque temps après leur extraction, car si on les emploie lorsqu'ils sont encore humides, on s'expose à les voir éclater dès que les gelées surviennent. C'est là, vous le comprenez, un très grand inconvénient, car cela peut déterminer des fissures capables de nuire à la solidité de l'édifice. Les briques creuses sont des matériaux très commodes et qui se prêtent facilement à des dispositions élégantes, mais qui absorbent très facilement la chaleur. Enfin, il ne faut faire usage que de bois très secs, qui ne soient pas susceptibles de jouer, et on les remplace souvent aujourd'hui, par des pièces de fer placées de champ et offrant ainsi une grande solidité, même sous une faible épaisseur. La chaux, le plâtre et le sable dont on fait le mortier doivent être de très bonne qualité, de façon à adhérer intimement aux pierres entre lesquelles on le place et à constituer avec elles un bloc unique en durcissant.

Pour être solides, les maisons doivent être construites sur des *fondations*, c'est-à-dire que les murs doivent s'enfoncer en terre plus ou moins profondément. Cette disposition est indispensable dans tous les cas, et plus la maison est élevée, plus les fondations doivent être profondes. Mais, leur profondeur varie encore avec les différents sols. Dans les terrains sablonneux, un peu mouvants, qui s'infiltrent facilement d'eau, se tassent sous la pression qu'ils supportent, les fondations doivent s'enfoncer très profondément.

Il en est de même lorsqu'on bâtit sur un terrain renfermant des cavités, par exemple sur d'anciennes carrières, des catacombes, etc., car les effondrements sont toujours à craindre et on en a tous les jours des exemples. Dans les lieux où les inondations sont fréquentes, on doit faire aussi des fondations profondes, car les terres peuvent être entraînées par les eaux qui se retirent et c'est ainsi qu'on voit des maisons tourner sur place, lorsqu'elles sont très solides, ou le plus souvent s'écrouler sous la poussée du courant. Une condition non moins indispensable, c'est de bâtir votre maison sur une cave. Vous assainissez ainsi le rez-de-chaussée, qui se trouvera isolé du sol toujours plus ou moins humide. Du reste, le rez-de-chaussée lui-même doit toujours être à un niveau plus élevé que celui du terrain avoisinant, autrement les balayages et surtout les lavages nécessaires à l'entretien de la maison, deviennent impossibles à bien faire et il règne toujours un certain degré d'humidité à la partie inférieure des murs. Vous trouvez encore un autre avantage à l'existence d'une cave, c'est de pouvoir y conserver des viandes, des laitages, des vins, qui ne sauraient supporter certaines températures, surtout les chaleurs de l'été, sans s'altérer. Or, dans les caves la température est beaucoup moins variable qu'au niveau du sol. Cela tient à ce que plus on pénètre en terre au-dessous du sol, et plus la température tend à devenir constante. Elle est absolument constante dans nos climats à une profondeur de

22 mètres. Aussi, les caves, tout en n'étant pas de température constante, nous paraissent-elles cependant plus fraîches en été, et plus tièdes en hiver.

Les *sous-sols*, surtout quand il existe des caves au-dessous, sont très utiles aussi pour conserver certaines marchandises et particulièrement les fils, les toiles, les cordages, etc. Aussi, les voit-on surtout dans les maisons destinées au commerce ou à l'industrie, car c'est là aussi qu'on établit ordinairement les machines. Mais ils ne sauraient en aucun cas servir à l'habitation. L'air s'y renouvelle trop mal, le jour y arrive trop peu, l'humidité y est trop grande pour qu'on y puisse vivre d'une façon hygiénique. Aussi voit-on les personnes qui sont forcées d'y habiter, faute de mieux, être la proie de l'anémie et du lymphatisme, privées qu'elles sont d'air et de lumière, en même temps qu'elles sont sujettes aux rhumatismes, aux névralgies, résultant de l'action de l'humidité.

Les *murs* doivent avoir une certaine épaisseur, s'ils sont exposés au Nord ou à l'Ouest, pour parer à l'action du froid et de l'humidité; s'ils sont exposés au Midi pour résister à la chaleur. Souvent, pour lutter contre l'humidité, il faut les enduire de ciment, ou encore les recouvrir de planches bien jointes, goudronnées, et écartées du mur par des tasseaux, en ayant soin de ménager la circulation de l'air entre le mur et les planches.

Les *toits* doivent être suffisamment inclinés pour que l'eau ait un facile écoulement, aussi les *terrasses* doivent-elles être proscrites dans nos pays où il pleu la moitié de l'année et réservées aux pays chauds.

C'est pour parer au froid et à l'humidité qu'on emploie les *planchers*. Ils peuvent être en carrelages très durs et imperméables, placés sur une couche de ciment ou de bitume qui isole ainsi leur surface du sol humide, disposition indispensable surtout au rez-de-chaussée. Ces carrelages ont l'avantage de pouvoir être facilement lavés, ce qui est d'une très grande utilité dans certains établissements comme les hôpitaux, les casernes, etc., *où la propreté est la première condition d'une bonne santé.* A côté des carrelages, sont les parquets de bois établis d'une façon analogue. On les emploie surtout dans les pièces où l'on habite d'une façon permanente. Ils ont l'avantage d'être plus chauds que les carrelages, mais ils doivent être bien entretenus et le meilleur moyen est de les cirer. Il faut de plus n'employer que des bois très secs, de façon à éviter qu'il se produise des fissures entre les lames où s'accumulent ensuite les poussières et les germes morbides et contagieux. C'est encore là une chose indispensable que ce bon entretien dans les bâtiments qui renferment une grande agglomération d'individus, et tout particulièrement dans les hôpitaux.

Dans les villes, il est préférable de construire des maisons à plusieurs étages. Dans les étages supérieurs, en effet, l'air est plus pur et le jour pénètre mieux qu'au rez-de-chaussée et à l'entresol, à cause de l'étroitesse des rues. Il faut, dans les appartements, éviter d'employer des papiers et des tentures qui renferment des matières colorantes à base de plomb ou d'arsenic, dont les poussières se répandent dans l'air et peuvent causer des accidents.

Il existe dans les maisons trois causes principales d'insalubrité : les *fosses d'aisances*, les *eaux ménagères* et la *malpropreté des appartements.*

Pour les *cabinets d'aisances*, le meilleur système est le système dit à l'anglaise. La cuvette est fermée hermétiquement et peut être facilement nettoyée par un courant d'eau venant d'un réservoir placé au-dessus.

Les matières sont portées jusqu'à la cave par des conduites de descente qui doivent être assez larges pour ne pas se boucher et qui ne doivent pas non plus présenter la moindre fissure. Les tuyaux de descente doivent être pourvus d'un siphon hydraulique qui empêche le retour des gaz qui se produisent dans les fosses ou dans les réceptacles qui retiennent les déjections. Il ne faut jamais jeter dans ces conduites de détritus, d'eaux ménagères, d'objets solides surtout, comme on le fait malheureusement souvent, et qui les obstruent.

Les cabinets doivent être toujours bien ventilés. Pour cela, il faut autant que possible les munir d'un tuyau d'évent particulier, et y entretenir la ventilation par un bec de gaz ou tout autre système capable d'échauffer l'air, qui par le fait de cet échauffement devient plus léger et tend par conséquent à s'élever et à sortir ainsi par le tuyau. Nous reviendrons d'ailleurs sur ces procédés de ventilation. Ai-je besoin de vous dire que les cabinets ont besoin, plus que n'importe quelle pièce peut-être, d'être entretenus aussi proprement que possible par des balayages et des lavages répétés? On ne saurait trop insister sur ces soins de propreté et sur cet entretien dans les établissements où, comme les hôpitaux en particulier, il passe dans les cabinets un grand nombre de personnes, qui se soucient peu de les laisser en bon état, ou en sont incapables. *Les cabinets d'aisances doivent être l'endroit le plus propre de la maison et à plus forte raison des hôpitaux, des casernes, des écoles, etc.*

Les produits des cabinets d'aisances aboutissent soit à des *fosses fixes*, soit à des *fosses mobiles*, soit à des *tinettes filtrantes*, soit enfin à l'*Égout*.

Les fosses doivent être formées par des murs épais et très imperméables, pour éviter toute filtration dans les terrains voisins. Elles doivent être voûtées et très bien ventilées par un long tuyau d'évent qui doit dépasser en hauteur les plus hautes cheminées de la maison. Il se dégage en effet dans les fosses des gaz tels que l'acide sulfhydrique et le sulfhydrate d'ammoniaque, qui s'accumulent sous la voûte et auxquels il faut de toute nécessité donner libre passage sous peine de les voir refluer par les tuyaux de descente dans les cabinets d'aisance. Cet inconvénient peut du reste se produire même avec un tuyau d'évent, si la fermeture de la cuvette n'est pas hermétique, car pour peu que l'air des cabinets soit plus chaud que celui de l'extérieur, il se fait par le tuyau d'évent un appel d'air qui arrive dans la fosse, se charge des vapeurs qu'il y rencontre et remonte alors par les tuyaux de chute jusque dans les cabinets.

Les fosses fixes doivent être vidées plus ou moins fréquemment, suivant leur capacité, et suivant le nombre des habitants de la maison. Cette opération est coûteuse. Aussi les propriétaires des maisons où existent ces fosses prennent-ils des précautions pour que les locataires usent le moins d'eau possible.

Or, les cabinets d'aisances ne peuvent remplir toutes les conditions exigées par l'hygiène, qu'à la condition d'être abondamment pourvus d'eau. Il y a donc lutte entre l'intérêt du propriétaire et l'intérêt de la santé publique.

Les *fosses mobiles* consistent en des tonneaux d'environ deux hectolitres qu'on enlève quand ils sont pleins. Ils ont les mêmes inconvénients que les fosses fixes, c'est-à-dire que leur enlèvement est coûteux et qu'il s'oppose à l'emploi de l'eau en abondance. Ces tonneaux, de même que les vidanges des fosses fixes sont transportés dans des dépotoirs situés en général à la limite des faubourgs des villes qu'ils infectent par les mauvaises odeurs qu'ils exhalent.

Les *linettes filtrantes* retiennent plus ou moins les matières solides et laissent couler les liquides à l'égout avec lequel elles communiquent. Elles ont l'avantage de permettre le libre usage de l'eau ; mais elles nécessitent aussi de temps en temps la visite des vidangeurs qui viennent les enlever.

Le meilleur moyen de se débarrasser des déjections solides ou liquides et des eaux ménagères, c'est le « *tout à l'égout* ». On désigne ainsi *l'envoi immédiat, à l'égout, avant toute fermentation, des matières fraîches noyées dans un cube suffisant d'eau de lavage.* Dans ce système, le tuyau de communication des cabinets d'aisances avec l'égout est pourvu de siphons hydrauliques qui s'opposent au retour dans les appartements, des odeurs qui peuvent sortir de l'égout. Le « tout à l'égout » supprime les fosses d'aisances et leurs infiltrations dans le sol, les visites désagréables et infectes des vidangeurs, ainsi que les dépotoirs, les voiries, etc. ; il permet l'usage de l'eau en aussi grande quantité que cela est nécessaire.

C'est ce système que préconisent aujourd'hui tous les hygiénistes.

Les *eaux ménagères* provenant des soins de toilette, de la cuisine, des lavages de la maison se rendent dans des plombs d'où elles sont conduites aux égouts. La construction et la disposition de ces derniers sont du ressort des municipalités et ne doivent pas nous occuper ici. Mais l'entretien des plombs et de leurs tuyaux regarde les habitants et on ne saurait trop recommander d'éviter d'y jeter, comme dans les tuyaux des cabinets d'aisance, des détritus de légumes, des os, etc., qui bouchent les tuyaux plus ou moins complétement et laissent croupir les eaux grasses dans le plomb en répandant de mauvaises odeurs.

On doit proscrire absolument les puisards, les citernes, qui existent encore dans certaines maisons, pour recevoir les eaux ménagères et qui souvent causent des accidents surtout quand ils se trouvent près d'un puits d'eau potable, par suite de la filtration qui peut s'établir entre les deux.

Dans aucune pièce on ne doit laisser s'accumuler de poussières, ni de détritus organiques, végétaux ou animaux, susceptibles de se décomposer. Il faut tous les jours, au moins une fois, balayer et essuyer. Certaines pièces comme les cuisines, les cabinets d'aisances, doivent être souvent lavées en outre des soins courants journaliers.

Dans les hôpitaux, les salles de gâteux, de contagieux, doivent être lavées de haut en bas et pour cela leurs murs doivent être stuqués, c'est-à-dire recouverts d'un enduit imperméable et incapable d'être détérioré par l'eau comme les plâtrages ordinaires.

Mais il ne suffit pas de nettoyer, et *le premier principe de la propreté est de ne pas salir.* Il est du reste moins fatigant d'entretenir, que de faire de grands nettoyages, de même qu'il est plus aisé de conserver ce qu'on a que de l'acquérir, du moins pour les esprits bien équilibrés.

Il est une pièce qui réclame, dans un appartement, une attention particulière. C'est la *chambre à coucher*, et à ce propos, je dois vous parler d'une condition indispensable à un logement habitable, à savoir la quantité et la pureté de l'air qu'il doit contenir.

Nous avons vu que l'air se vicie rapidement sous l'influence de la respiration dans un espace clos. Dans un appartement, il faut ajouter à cette cause tout ce qui se dégage de la préparation des aliments, de l'accumulation des produits divers nécessaires à la nutrition, des eaux ménagères, etc., etc., qui accélèrent encore son altération.

Aussi, s'est-on préoccupé de la *quantité d'air nécessaire* pour qu'un homme puisse, sans inconvénient, prolonger son séjour dans une pièce dont l'air ne peut pas être renouvelé fréquemment. Des calculs ont établi que dans les chambres closes où l'on travaille, et dans les chambres à coucher, en particulier, qu'on laisse forcément longtemps sans ventilation, il faut environ 8 à 10 mètres cubes par heure à chaque individu. Ce chiffre paraît insuffisant à un grand nombre d'hygiénistes, pour qui ce serait un minimum, et qui pensent qu'on doit allouer 20 à 30 mètres cubes par personne. Cette proportion est surtout nécessaire dans les pièces où il y a agglomération d'individus, comme dans les casernes, les hôpitaux, les lycées où il existe encore plus de causes de viciation de l'air que dans les appartements particuliers.

Il faut tenir compte cependant du renouvellement de l'air qui filtre par les jointures des portes et des fenêtres. Mais il est absolument insuffisant et il vaut mieux n'en pas tenir compte. Si 30 mètres cubes d'air sont nécessaires par heure à une personne, il faut pour une chambre à coucher où l'on ne peut renouveler l'air que toutes les 7 ou 8 heures, multiplier ce chiffre de 30 par 8 pour avoir la quantité d'air que doit renfermer une chambre à coucher d'une seule personne, soit 240 mètres cubes, ce qui vous représente une pièce de 2 mètres de large, de 4 de long et de 3 de hauteur.

Dans les appartements, on doit renouveler l'air trois ou quatre fois par jour. Dans les chambres à coucher, il faut ouvrir largement les fenêtres le matin au réveil, les lits étant défaits complètement et les matelas retournés. Pour favoriser la ventilation dans les chambres la nuit, il est indispensable d'y établir des cheminées, qu'on y fasse ou non du feu. Nous verrons dans la prochaine leçon de quelle façon elles établissent la ventilation. Retenez seulement pour l'instant qu'elles sont très utiles à ce point de vue et qu'on doit, par conséquent, proscrire énergiquement la mauvaise habitude qu'ont certaines personnes, de les boucher pour mieux conserver la chaleur de la pièce.

CINQUIÈME LEÇON.

Ventilation. — But. — Procédés divers. — Ventilation par la cheminée. — Couloirs et cages d'escaliers. — Ventilation des grandes salles. — Ventilation des hôpitaux.

Chauffage. — Conditions d'un bon appareil de chauffage. — Procédés divers suivant les pays. — Trois types d'appareils : cheminées, poêles, calorifères. — Cheminée : ses avantages, ses inconvénients. — Bouches de chaleur. — Poêles en terre, en métal. — Poêles mobiles. — Inconvénients et avantages des poêles. — Calorifères à circulation d'air, de vapeur, d'eau.

Combustibles. — Principaux combustibles. — Quantité de chaleur développée par chacun d'eux.

Éclairage. — Conditions d'un bon éclairage. — Appareils anciens. — Suif, cire, résine. — Huiles grasses. — Lampes. — Pétrole. — Essences. — Gaz. — Électricité. — Valeur relative des différentes lumières artificielles : leurs avantages, leurs inconvénients, leurs dangers.

MESDAMES, MESSIEURS,

La *ventilation* a pour but de renouveler l'air vicié dans les habitations par toutes les causes que je vous rappelais dans la dernière leçon. Ce renouvellement peut se faire d'une façon rapide et intermittente ou lente et continue.

Le premier système, le plus simple et le meilleur, consiste à ouvrir plusieurs fois par jour toutes grandes, les portes et les fenêtres. Il s'établit facilement des courants d'air qui chassent en peu de temps l'air vicié de l'intérieur. Mais ce procédé a l'inconvénient, l'hiver, de faire pénétrer le froid en même temps que l'air. Il n'est donc pas suffisant, et les trois modes de ventilation permanente dans les maisons sont : les cheminées, les couloirs, les cages d'escaliers.

Je vous ai déjà parlé de la nécessité d'avoir une cheminée dans la chambre à coucher, car dans cette pièce où l'on ne peut renouveler l'air que toutes les sept ou huit heures, il est nécessaire, plus que dans toute autre, d'avoir une ventilation qui se fasse régulièrement et suffisamment.

La *cheminée* remplit ce but et voici comment : qu'il y ait ou non du feu, et surtout quand il y en a, l'air de la chambre est porté à une température supérieure à celui de l'extérieur. L'air, en s'échauffant, se raréfie et devient plus léger. Il s'échappe par la seule ouverture qui soit libre, c'est-à-dire la cheminée. Si la pièce était hermétiquement close, cela finirait par raréfier l'air et gêner la respiration. Mais il n'en est rien, et les fissures des portes et des fenêtres sont là pour laisser passer l'air extérieur qui vient remplacer celui qui sort par la cheminée. On peut obtenir le même résultat avec un poêle, mais à la condition qu'on ménage autour de l'orifice par où passe le tuyau une libre issue pour la colonne d'air chaud qui entoure le tuyau. La plupart du temps cependant, c'est là une condition qui est bien mal remplie ou même pas du tout.

Les courants d'air qui pénètrent par les *couloirs* ou par la *cage de l'escalier* où ils peuvent être amenés à une certaine température pendant l'hiver, sont aussi des agents de ventilation qu'il ne faut pas négliger. Mais ne l'oubliez pas, les deux meilleurs procédés sont l'ouverture des portes et fenêtres et les cheminées. Chacun a son indication suivant la saison.

Dans les grandes salles, comme les théâtres en particulier, on utilise l'éclairage au gaz pour la ventilation. On ménage une cheminée d'appel au-dessus du lustre et la colonne d'air chauffé par ce lustre s'élève par la cheminée et sort au dehors.

On a essayé plusieurs systèmes de ventilation pour tout un bâtiment, dont les deux principaux fonctionnent à Beaujon et à Lariboisière. J'en emprunte la description très concise dans l'excellent *Manuel d'hygiène*, du professeur Cornil. « Dans l'un, un tambour dans lequel l'air est échauffé, placé au sommet d'un des pavillons de l'édifice, effectue le tirage de l'air des salles avec lesquelles il communique par des tubes. C'est le système de ventilation uni au chauffage par circulation d'eau chaude, de M. Duvoir. Dans l'autre, l'air puisé au dehors à l'aide d'une pompe aspirante et foulante mue par une machine à vapeur, est refoulé dans un réservoir et de là, dans chaque salle. L'air pur arrivant ainsi comprimé, repousse l'air vicié qui s'échappe par des ouvertures et des conduits spéciaux. C'est là le système de MM. Laurens et Thomas. Ajoutons toutefois, dit M. Cornil, que les hôpitaux ainsi ventilés, Lariboisière et Beaujon, sont loin d'être les plus salubres de Paris. »

Chauffage. — Nous avons déjà parlé de la chaleur naturelle ou cosmique. Nous voici arrivés maintenant à la question de la chaleur artificielle et des moyens de la produire, c'est-à-dire du chauffage. Nous avons à étudier deux choses : les appareils de chauffage et les combustibles qui servent à les entretenir.

Les *appareils de chauffage*, pour être bons, devraient donner une chaleur réglée à volonté, de façon à ce que la température reste aussi constante que possible ; les produits gazeux résultant de la combustion doivent être facilement entraînés au dehors ; l'état d'humidité de l'air des appartements ne doit pas être modifié par le chauffage. On pourrait encore leur demander de fonctionner automatiquement la nuit sans exiger de soins. Il s'en faut que l'on puisse jamais réaliser toutes ces conditions désirables. Mais cependant, on peut les réunir en partie.

Dans certains pays, même civilisés, les procédés de chauffage sont des plus simples. C'est ainsi qu'en Orient et même près de nous, en Espagne, on emploie des braseros, c'est-à-dire des foyers de charbon qui brûlent dans des vases de métal.

Ce système, analogue aux brasiers dont se servent les blanchisseuses, est plein de dangers, car il se dégage de l'acide carbonique et surtout de l'oxyde de carbone de ces foyers. Or, ce dernier gaz est particulièrement nuisible : si l'acide carbonique asphyxie, l'oxyde de carbone empoisonne véritablement, et c'est lui qui agit le plus dans la mort par asphyxie. Il se dégage surtout quand la combustion du charbon est incomplète, ce qui a toujours lieu pour une partie au moins du charbon du foyer, ou quand le tirage n'est pas suffisant et que les gaz, au lieu d'être entraînés dehors, refluent dans l'appartement.

Dans certaines huttes et chaumières misérables, de même d'ailleurs que chez les peuples primitifs, le mode de chauffage consiste tout simplement dans un foyer situé au milieu de la pièce et dont la fumée et les gaz s'échappent par une ouverture ménagée dans le toit au-dessus de lui. Le tirage se fait d'une façon déplorable, et la fumée envahit plus ou moins la pièce, causant ainsi des maux de tête, des conjonctivites, des laryngites.

Les appareils de chauffage proprement dits peuvent se ramener à trois types : les cheminées, les poêles et les calorifères.

Cheminées. — Les cheminées sont, au moins dans nos pays, l'appareil le plus employé. Elles ont cependant de nombreux inconvénients : tout d'abord, elles donnent très peu de chaleur relativement à la quantité de combustible qu'elles consomment. On a démontré en effet que la chaleur qui pénètre dans la pièce, n'est que le seizième de celle qui est développée dans la cheminée. De plus, elles ne chauffent que par rayonnement, d'où il résulte que la température est très inégale dans la pièce et qu'on peut avoir les pieds brûlés et le dos glacé en même temps. En outre, elles ne peuvent fonctionner seules pendant la nuit, ce qui est un grand inconvénient pour des chambres de malades. Et comme elles activent la ventilation, elles refroidissent rapidement la pièce dès qu'elles ne la chauffent plus. Par contre, elles sont agréables à la vue et ont surtout l'avantage de modifier à peine l'état d'humidité de l'atmosphère. Elles sont mieux supportées aussi par les personnes qui sont incommodées par une trop forte chaleur, comme tous les gens qui sont sujets aux congestions céphaliques et aux maux de tête. Mais elles ont, il est vrai, l'inconvénient de fumer souvent, par suite du mauvais tirage, surtout quand il souffle certains vents.

On peut augmenter la quantité de chaleur qu'elles produisent, en adaptant sur les côtés de la cheminée des *bouches de chaleur*, par lesquelles il s'établit un courant d'air venant du foyer et par conséquent très chaud, qui se mêle à celui de la chambre. On a du reste imaginé toutes sortes de systèmes pour utiliser le plus possible la chaleur dégagée dans les cheminées, mais malgré tout, elles offrent encore plus d'inconvénients sérieux que d'avantages réels.

Poêles. — Dans certains pays, comme dans ceux du Nord, on ne se sert guère que de grands poêles en faïence qui sont très avantageux sous le rapport de la quantité de chaleur produite relativement au peu de combustible employé. Outre ces *poêles en terre*, il en est d'autres en *métal*. Les premiers sont moins bons conducteurs de la chaleur, mais une fois échauffés ils la conservent mieux que les seconds. Les poêles en tôle et surtout en fonte ont le grand avantage de dépenser très peu de combustible pour produire beaucoup de chaleur. Il faut en effet environ six fois moins de combustible qu'avec la cheminée ordinaire pour produire la même chaleur. Ces poêles ont reçu de très grandes améliorations dans ces dernières années et constituent ce qu'on appelle les *poêles mobiles*. Ces poêles sont ordinairement composés de terre et de tôle. Il existe dans l'intérieur un cylindre de terre réfractaire où on place le combustible, et qui se trouve lui-même dans un cylindre extérieur en tôle. Entre ces deux cylindres existe un espace où circule de l'air ou de l'eau. Ils peuvent ainsi conserver leur chaleur plus longtemps que les autres. Ils ont en outre l'avantage de se déplacer facilement et de fonctionner d'une façon très régulière, sans exiger aucune surveillance pendant la nuit. On a beaucoup exagéré leurs dangers qui ne sont guère survenus que par imprudence ou par ignorance, certaines gens se figurant qu'ils pouvaient brûler au milieu d'une pièce sans communiquer avec l'air extérieur, ou négligeant d'ouvrir la clef pour établir cette communication indispensable avec la cheminée devant laquelle on les place ordinairement. Ils ont l'avantage de donner une température presque constante et facile à régler au moyen de la clef. Mais tous les poêles ont deux inconvénients, d'abord de ne pas ventiler comme font les cheminées, et ensuite de dessécher l'air, et c'est là la principale cause des malaises qu'ils provoquent. Il est d'ailleurs facile d'y remédier en ayant soin de maintenir de l'eau à évaporer dans la pièce où est un poêle.

Calorifères. — Ces appareils sont ordinairement construits en maçonnerie et très volumineux ; aussi les place-t-on généralement dans les caves. Autour du foyer se trouvent des réservoirs où l'air s'échauffe, et de là est transporté par des tuyaux dans les différentes pièces des appartements où ils se terminent par des bouches de chaleur. L'air circule dans ces tuyaux grâce à sa plus grande légèreté et par suite à sa tendance à s'élever, lorsqu'il est surchauffé. Ce système constitue le chauffage par circulation d'air chaud. Mais au lieu d'air on peut employer la vapeur d'eau, qui après être partie d'un générateur à vapeur circule dans des tuyaux qui traversent les pièces de l'appartement, les échauffe ainsi, et se rend ensuite dans des condensateurs d'où elle est ramenée à l'état d'eau dans la chaudière. Le système de chauffage par circulation d'eau chaude est analogue et consiste dans deux réservoirs, un placé en bas de l'édifice et un en haut, et reliés entre eux par deux tuyaux verticaux. L'eau chauffée dans le réservoir inférieur monte dans le réservoir supérieur par l'un de ces tuyaux et redescend par l'autre qui se ramifie dans les différentes pièces, les échauffe ainsi, et revient enfin au réservoir inférieur où elle regagne le calorique qu'elle a perdu en route.

Combustibles. — Les principaux combustibles sont le bois et le charbon de bois, la houille et le coke, l'anthracite, le lignite, la tourbe, le gaz, etc. Si on recherche la valeur relative de ces divers combustibles on constate facilement qu'ils produisent des chaleurs très variables, ce dont chacun peut se rendre compte. Mais on a calculé mathématiquement la *quantité de calorique* dégagée par la même quantité de chacune de ces substances. Je ne vous citerai ici que des chiffres ronds, approximatifs par conséquent pour vous donner une idée des différences considérables qui existent. De tous les combustibles, c'est le bois qui donne le moins de chaleur. Si nous le prenons pour terme de comparaison nous voyons que le charbon de bois et le coke en donnent plus de deux fois plus, et le lignite pas tout à fait le double. La houille en fournit deux fois et demie plus; le pétrole plus de trois fois, et le gaz plus de quatre fois autant. Le chauffage au gaz qui paraît plus coûteux l'est donc relativement moins que le bois. Aussi le voit-on très employé aujourd'hui soit dans des cheminées ou des poêles spéciaux, soit dans des réchauds dont on se sert pour les besoins de la cuisine et dont l'usage dans ce cas particulier tend à se généraliser de plus en plus. Il a du reste cet avantage de donner un chauffage rapide à produire et se maintenant d'une façon constante sans demander d'entretien.

Éclairage. — Comme pour la chaleur, j'ai préféré considérer séparément la lumière artificielle et la lumière naturelle et m'occuper de l'éclairage quand je vous parlerais de la maison. Nous avons dans l'éclairage, comme dans le chauffage, deux choses à considérer : les appareils destinés à produire la lumière et la substance employée pour les alimenter. Pour qu'un appareil d'éclairage soit parfait, il doit donner une lumière convenable, et de plus brûler les produits de combustion, en même temps qu'il doit produire le moins de chaleur possible.

Les *appareils* dont on se servait autrefois et dont on retrouve encore aujourd'hui dans certains pays et même dans certaines de nos campagnes arriérées, des spécimens, consistaient en sortes de chandelles faites de suif, de cire ou de résine, dont on imprégnait des corps poreux, telles que de la moelle de jonc, comme les anciens, ou des mèches de fils. La chandelle de suif, telle que nous la connaissons aujourd'hui, était l'éclairage le plus luxueux qu'on connût encore au xvii° siècle. C'était l'éclairage des cours, des salons, et du théâtre, où les feux de la rampe étaient produits par de simples chandelles. Tous ces systèmes avaient le grave inconvénient d'éclairer très peu et de faire de la fumée dont les particules charbonneuses étaient ensuite absorbées par les voies respiratoires. Aussi les bougies stéariques, auxquelles on doit rattacher le nom de Chevreul, ont-elles remplacé avec avantage les chandelles et leurs analogues. Elles donnent une lumière plus vive, plus régulière, ne donnent que peu ou pas de fumée, grâce à ce que la mèche brûle complètement.

A côté de ces *substances solides* se placent les *substances liquides*. C'est aux corps gras surtout qu'on a recours. Les anciens employaient des huiles végétales telles que l'huile de noix, l'huile d'olive, même l'huile de ricin, dans lesquelles on trempait simplement des mèches. Les lampes primitives brûlaient en répandant une abondante fumée en même temps que peu de lumière. C'est à la fin du siècle dernier seulement que Quinquet imagina les mèches cylindriques et les verres de lampe qui augmentèrent la puissance de la lumière et supprimèrent en grande partie la fumée. Enfin après des modifications dans la manière de faire parvenir l'huile au niveau de la mèche, on en est arrivé aux systèmes de lampes actuels, dont le meilleur est aujourd'hui la lampe à double courant d'air.

Outre les *huiles végétales* et surtout l'huile de colza qu'on emploie dans les lampes, on se sert aussi de pétrole, qui est une huile minérale, dont on tire une essence également très employée aujourd'hui. Les lampes où on brûle le *pétrole* ou son *essence* sont de système spécial, généralement beaucoup plus simple que celui des lampes à huile ordinaire et par suite moins coûteux. Enfin on emploie le *gaz* obtenu par la combustion de la houille, dont le résidu plus ou moins calciné constitue le coke, qui sert ensuite au chauffage. Sachez que c'est à un Français du nom de Lebon, que l'on doit l'idée de l'emploi du gaz d'éclairage, au commencement de ce siècle. Malheureusement la routine qui semble être un de nos plus chers défauts empêcha que Lebon pût exploiter chez nous son invention. Il la porta en Angleterre où elle fut adoptée et de là revint enfin en France. Combien d'autres inventions parties de notre pays n'eurent-elles pas le même sort que celle de Lebon !

Depuis quelques années, on emploie l'éclairage par l'*électricité*. Les divers systèmes ont été très améliorés en peu de temps et, si actuellement la lumière électrique n'est réellement pratique que pour l'éclairage des villes et des grandes salles, telles que les théâtres par exemple, il est permis d'espérer que dans un avenir probablement peu éloigné, ce genre d'éclairage pourra être répandu d'une façon beaucoup plus générale, jusque dans les appartements privés.

Comme je vous l'ai déjà dit, aucune de ces lumières ne vaut la lumière naturelle, la lumière solaire, car elles causent toutes la viciation de l'air et toutes fatiguent plus ou moins la vue. Je laisse de côté, bien entendu, les chandelles et les bougies, dont la lumière vacillante ne saurait permettre un long travail soutenu ou minutieux, pour ne parler que des becs de lumière fixes.

La flamme du pétrole est plus blanche que celle des lampes à huile ordinaire et fatigue moins qu'elle, mais elle dégage beaucoup plus de chaleur. Elle en produit encore moins que le gaz cependant, et c'est là un des principaux inconvénients de l'éclairage au gaz. Celui-ci ne convient guère que dans de grandes pièces et est surtout commode à cause de la facilité avec laquelle on le produit et on le règle. Mais il offre de grands dangers auxquels l'habitude empêche de penser, mais que des accidents terribles viennent rappeler de temps en temps. On ne saurait, en effet, prendre trop de précautions à cause des fuites qui peuvent toujours se produire. Pour les retrouver facilement, il est défendu de recouvrir les tuyaux de gaz par des boiseries ou des tentures. L'existence de ces fuites est d'ailleurs facilement révélée par l'odeur très caractéristique et très pénétrante du gaz. Il faut alors éviter d'entrer avec un objet enflammé quelconque dans la pièce où il existe une forte odeur de gaz. Si c'est le soir, il vaut mieux attendre le matin pour la rechercher. Il faut naturellement veiller en tout temps à ce que les robinets soient bien fermés dès que le gaz ne brûle plus, et ne jamais l'éteindre qu'en fermant ces robinets et non en soufflant dessus.

Les huiles et les essences minérales ont, du reste, aussi leurs dangers. Le pétrole s'enflamme plus facilement, mais lorsqu'il se répand et qu'il brûle, il est impossible de l'éteindre avec de l'eau. Il faut jeter dessus du sable, de la cendre, etc. L'essence minérale, elle, peut s'éteindre en jetant de l'eau dessus, mais par contre, elle s'enflamme avec la plus grande facilité. Ce sont donc les lampes à huile ordinaire qui sont encore préférables au point de vue de la sécurité, de la faible chaleur qu'elles dégagent, et disons-le aussi, de la lumière qu'elles produisent et qui est aussi blanche que celle du pétrole avec certains systèmes, en particulier le système à double courant d'air. Quant à la lumière électrique, elle n'est pas encore jugée au point de vue hygiénique, et elle est encore trop à l'étude et trop nouvellement répandue pour qu'il soit permis de se prononcer d'une façon définitive. Elle a en tous cas de grands avantages, en particulier, de ne pas dégager de chaleur, de n'offrir aucun danger et de se produire instantanément. Mais, son influence sur la vue est loin d'être jugée de la même façon par tous ceux qui l'ont étudiée. A l'avenir de nous montrer ce qu'on doit attendre de ce système qui promet déjà d'être supérieur aux autres.

SIXIÈME LEÇON.

Vêtements. — Leur rôle et leur utilité. — Substances qui entrent dans leur confection. — Fourrures. — Plume. — Duvet. — Laine. — Soie. — Lin. — Chanvre. — Coton. — Ouate. — Caoutchouc. — Influence de la texture, de la couleur ; pouvoirs hygrométrique et conducteur des divers tissus.
Costume. — Coiffure. — Coiffure des enfants, des adultes. — Coiffure de nuit. — Coiffure des dames.
Face. — Voiles. — Passe-montagnes.
Cou. — Cols et cravates. — Foulards, cache-nez. — Dangers de la constriction.
Tronc et membres . — Maillot. — Chemise. — Gilet de flanelle. — Nécessité de renouveler souvent le linge de corps. — Caleçons. — Pantalon. — Ceintures. — Bretelles. — Habit. — Redingote. — Veste. — Blouse. — Gilet. — Manteau. — Pardessus. — Gants. — Bas. — Chaussettes. — Chaussures. — Sabots.
Vêtements des dames. — Corset ; ses inconvénients. — Jarretières. — Chaussures à hauts talons. — Robes. — Chemises.

MESDAMES, MESSIEURS,

Les *vêtements* ont pour but de protéger le corps contre les intempéries et les brusques variations de chaleur et de froid. Contrairement aux animaux, qui naissent couverts d'une fourrure ou d'un plumage adaptés au climat qu'ils occupent et dont ils ne sortent guère, l'homme vient au monde nu, et est de plus appelé à se déplacer sur la terre, à changer par suite de climat et souvent dans des espaces de temps très rapprochés. Il lui est donc indispensable d'avoir des vêtements qui lui permettent de supporter, et les variations atmosphériques de son climat, et ses brusques passages d'un climat à un autre. Le vêtement est donc un besoin naturel de l'homme et ce besoin augmente à mesure que l'on remonte des pays chauds vers les régions froides.

Je n'insisterai pas ici sur les différences considérables que présente le costume depuis l'antiquité jusqu'à nos jours, non plus qu'aujourd'hui même sur celles qu'il offre suivant les différents pays et les différents climats. —Je me bornerai à vous parler du costume actuel qui, pour n'être pas aussi majestueux que celui des anciens, aussi riche que celui des Orientaux, ni aussi élégant que celui de la Renaissance et du xviie siècle, a l'avantage d'être simple, pratique, commode, et répond mieux que tout autre à l'existence actuelle que nous menons. Aussi, le voyons-nous adopter par tous les peuples qui prennent notre civilisation.

Certaines considérations générales doivent entrer en ligne de compte pour la forme et la matière des vêtements. C'est ainsi que l'âge, la profession, le sexe surtout, impriment au costume des caractères différentiels considérables et que vous connaissez tous sans que j'aie besoin d'y insister davantage.

Les changements de saison nous forcent également à modifier notre habillement, et pour éviter des changements trop brusques dans notre façon de nous vêtir on a imaginé des étoffes de demi-saison dont on peut, à la vérité, facilement se passer, car notre vêtement se compose toujours de plusieurs pièces superposées dont on peut aisément diminuer le nombre à mesure que la température augmente. Et à ce propos, il est bon de rappeler qu'il est très imprudent de se découvrir trop tôt quand la belle saison arrive, car, au printemps et en automne, la température change rapidement, et l'été même, après de chaudes journées, on

4.

est facilement surpris par des soirées très fraîches et humides, qui causent des laryngites, des bronchites, des pneumonies, etc., si l'on n'est pas suffisamment vêtu pour y résister.

Les substances qui entrent dans la confection des vêtements, appartiennent au règne végétal ou animal. Au règne végétal nous empruntons le lin, le coton, le chanvre. Le règne animal nous fournit la laine, la soie, la plume, les fourrures. On peut ajouter le cuir, qui sert spécialement à la fabrication des chaussures et le caoutchouc dont l'usage, grâce aux préparations qu'on lui fait subir aujourd'hui, devient chaque jour de plus en plus répandu.

Les *fourrures*, qui dans les pays du Nord répondent à un véritable besoin, sont plutôt une marque de luxe et un objet d'ornement chez nous. On les emploie en particulier pour les manchons, pour les collets et les parements d'habits. Il faut remarquer que l'on doit porter les fourrures le poil tourné en dedans et non en dessus, ce qui leur enlève beaucoup de leur pouvoir calorique. En outre, les poils à l'état de nature, sous forme de fourrures, sont de mauvais conducteurs de la chaleur, tandis qu'une fois tissés, ils deviennent assez bons conducteurs ; aussi les hommes du Nord emploient-ils les fourrures de préférence aux étoffes de laine, si épaisses qu'elles soient.

La *plume*, et plus encore le *duvet*, sont de mauvais conducteurs de la chaleur. Aussi préservent-ils bien du froid et maintiennent-ils bien la chaleur. On les emploie pour les matelas, les oreillers, les traversins et les édredons.

La *laine* est, de toutes les substances textiles, la plus employée et son usage remonte à la plus haute antiquité. Elle a un double avantage: étant mauvaise con-

ductrice de la chaleur, elle empêche celle qui se dégage
du corps de s'échapper trop rapidement en rayonnant
et en outre, par ses aspérités, elle irrite légèrement la
la peau, y excite la circulation et augmente ainsi la
chaleur du corps. Elle accroît les produits de sécrétion
de la peau, favorise l'excrétion de la sueur, absorbe
ces produits de sécrétion avec la plus grande facilité
et empêche ainsi une évaporation trop rapide qui entraînerait du refroidissement.

Pour la confection des tissus, la laine a de grands
avantages : elle est souple, se laisse facilement imprégner par les matières colorantes, et grâce aux admira-
bles machines actuelles, on peut en faire des tissus
de la plus grande finesse, aussi bien que d'une forte
épaisseur, et c'est de tous les tissus ceux qui se prêtent
le mieux aux combinaisons les plus variées du costume.

La laine a aussi un rôle à jouer en thérapeutique.
C'est ainsi qu'elle est très utile, grâce à l'excitation
qu'elle produit sur la peau, dans les rhumatismes, la
goutte, les névralgies, les affections intestinales, etc.
Elle n'est pas moins utile et nécessaire aux gens obli-
gés de séjourner dans des lieux humides ou exposés à
de brusques variations de température et d'humidité.

Mais, si la laine est utile, il ne faut pas exagérer son
emploi, surtout pour les vêtements en contact avec la
peau, et l'on ne doit y avoir recours que dans le cas
où c'est nécessaire, sous peine de se rendre plus tard
plus impressionnable au froid et de gagner ainsi plus
facilement les affections telles que rhumatismes, névralgies, etc., que l'on avait précisément pour but
d'éviter. Une fois cependant qu'on a pris l'habitude
des gilets et des caleçons de flanelle, il serait imprudent de les supprimer.

La soie nous est fournie par une espèce de chenille
appelée ver à soie, qui, avant de se transformer en pa-

pillon, sécrète une substance filamenteuse d'une finesse extrême qui n'est autre que la soie et dont elle s'entoure pour se former une coque dans laquelle elle subira sa métamorphose.

Ce *cocon* de soie peut se dévider et le fil qu'on obtient ainsi a une finesse telle, qu'il en faut cinq millions de mètres pour produire un kilogramme de soie. Aussi, pour la confection des tissus, est-on obligé de réunir plusieurs brins ensemble.

La soie est incomparable sous le rapport de la souplesse, de la solidité, de la légèreté et du brillant. Aussi entre-t-elle dans la constitution de toutes les étoffes riches, soit sous forme de satin, de foulard, de faille, soit sous forme de brocard, de velours, etc.

Le *lin* et le *chanvre* sont deux plantes textiles qui nous sont fournies par notre pays. Les tissus qui en sont faits sont bons conducteurs de la chaleur et sont par conséquent très frais. Ils absorbent en effet facilement l'humidité de la peau, ne la retiennent pas comme fait la laine, et cette humidité en s'évaporant, produit du refroidissement à la surface du corps. Les personnes faibles de la poitrine ou sujettes aux douleurs et qui craignent l'humidité et les refroidissements, doivent donc éviter, sinon d'en faire usage, du moins de mettre ces tissus en contact direct avec la peau. Ils conviennent au contraire, aux gens atteints d'affections cutanées, chez lesquels la cuisson et les démangeaisons se trouveront calmées. La toile de lin est beaucoup plus fine que celle de chanvre, aussi est-elle plus communément employée pour le linge de corps.

Le *coton*, qui nous vient d'Amérique et des pays chauds, tend de plus en plus à supplanter le lin et le chanvre, grâce à son prix moins élevé et aussi à ses qualités hygiéniques. En effet, sous ce rapport il est plus avantageux que le lin et le chanvre. Le tissu de coton est moins bon conducteur de la chaleur, absorbe et retient mieux surtout les produits de sécrétion de la peau et empêche ainsi son refroidissement rapide. Ces qualités le rapprochent donc un peu de la laine, quoique restant évidemment bien inférieur à elle. En hiver, le coton est donc plus chaud que le lin ; en été il expose moins que lui le corps à un refroidissement trop rapide. Son emploi est surtout indiqué dans des pays froids et humides et dans nos pays en particulier.

C'est avec le coton qu'on fait encore la *ouate* qui rend tant de services en chirurgie, et plus encore depuis qu'on a trouvé le moyen de la rendre capable d'absorber les liquides, constituant ainsi la *ouate hydrophile*. On prépare aussi de la ouate hydrophile imprégnée d'acide phénique, d'acide borique, de sublimé, etc., et rendue ainsi antiseptique.

Je vous dirai aussi quelques mots du *caoutchouc*, espèce de résine qu'on tire de certains arbres des pays chauds, arbres que vous connaissez pour en voir des échantillons bien réduits comme plantes d'ornement chez nous, mais qui, dans leur pays, atteignent des proportions très grandes. Les vêtements en caoutchouc, tels qu'on les fait aujourd'hui, sont très légers et très portatifs, ce qui les rend peu fatigants. Mais ils ont l'inconvénient de nuire à l'excrétion de la sueur, d'empêcher l'humidité ainsi développée de s'évaporer et de maintenir en quelque sorte le corps dans un bain de vapeur. Mais ces inconvénients, très réels en été, sont loin d'avoir la même portée en hiver où les vêtements en caoutchouc trouvent surtout leur indication. Outre les qualités et les inconvénients inhérents à chaque substance prise en particulier, il est des modifications qu'on peut leur faire subir par les méthodes employées pour les tisser et les colorer.

Texture. — C'est une observation commune que les tissus serrés et minces donnent une impression de froid, tandis que ceux qui sont épais et lâches donnent au contraire une sensation de chaud. Cette remarque a été confirmée par des expériences qui ont prouvé que cette impression correspondait à une réalité.

Couleur. — Toutes les étoffes ne s'échauffent pas et ne se refroidissent pas également. La laine se refroidit moins vite que le toile ou le coton, et par contre s'échauffe plus facilement que ces substances. Mais la couleur joue aussi un grand rôle, car toutes les couleurs n'absorbent pas également la chaleur. Celle qui l'absorbe le plus, est le noir, puis viennent le bleu, le vert, le rouge, le jaune, et enfin le blanc, qui l'absorbent de moins en moins. Dans nos pays où nous devons chercher à concentrer le plus possible la chaleur solaire, et à éviter la déperdition de celle du corps, nous devons donc employer de préférence les vêtements de laine foncée, noire ou bleue, tandis que dans les pays chauds on se servira d'étoffes de laine épaisse, à larges mailles et blanches.

Propriétés hygrométriques. — Il faut tenir compte encore de l'aptitude des étoffes à absorber et à conserver l'humidité soit du corps, soit de l'atmosphère. Des expériences ont démontré que c'était la laine qui absorbait le plus facilement l'humidité, puis le chanvre et le lin en allant du plus au moins. La laine pouvant la conserver sans perdre de la souplesse, sans modifier son pouvoir conducteur de la chaleur, est, pour ces raisons encore, la meilleure substance à employer dans la confection des vêtements.

Costume.

Nous pouvons examiner maintenant les différentes parties du vêtement.

Tête. — La *coiffure* sert à recouvrir la tête et à la préserver. Elle est très variable comme forme, suivant le sexe, l'âge et le pays, et se prête peu à une description générale. La coiffure des enfants doit être l'objet d'une certaine attention. Les nouveau-nés ont besoin d'avoir la tête couverte d'un bonnet pour éviter les coryzas qui peuvent leur être funestes, à moins d'être placés dans un appartement bien chauffé et d'une température constante. La nuit cependant, cette précaution est plus nécessaire que dans le jour. Évitez en tous cas de leur mettre des bonnets trop serrés qui pourraient leur déformer le crâne, et leur aplatir les oreilles. Quand les enfants commencent à marcher, on doit leur protéger la tête contre les chutes fréquentes auxquelles ils sont exposés, par des *bourrelets* qui doivent être aussi légers que possible et élastiques, laissant en même temps une libre circulation de l'air autour de la tête.

Dans l'intérieur des appartements, le mieux est, aussi bien pour les jeunes gens que pour les gens âgés, de rester toujours tête nue, sinon, on devient plus impressionnable aux moindres changements de température. On peut en dire autant des coiffures de nuit, qui ont le grand inconvénient de déterminer de la transpiration de la tête. On doit éviter en tous cas de se serrer les tempes avec un foulard, comme on le faisait autrefois.

Pour les coiffures à porter au dehors; on doit rechercher surtout des chapeaux légers et où l'aération puisse se faire facilement. Les chapeaux de paille légère remplissent bien ces conditions l'été. L'hiver, il faut préférer des chapeaux de forme un peu haute où l'aération est meilleure que dans les chapeaux mous et bas, laissant peu d'espace entre le crâne et la coiffure. A cet égard, la casquette de feutre ou de drap est très mauvaise. Quant aux chapeaux des dames, je n'en dirai rien, car c'est plutôt un ornement qu'un objet d'utilité et de préservation. Chez elles du reste, ce sont les cheveux qui forment la partie principale de la coiffure.

Face. — Le plus ordinairement elle est découverte. Il n'y a que les femmes qui en temps ordinaire aient l'habitude de la protéger avec des *voiles* de tulle, de gaze ou de laine, soit contre le froid, soit contre les ardeurs du soleil. Mais dans les pays froids ou sur les montagnes élevées, il est aussi utile pour les hommes que pour les femmes de se protéger le nez et les oreilles contre le froid. On se sert, dans ce cas, de *passe-montagnes* qui ne laissent à découvert que les yeux.

Cou. — Comme pour le crâne, il est préférable d'avoir le cou libre et découvert. C'est le meilleur moyen d'éviter les angines. Les *cols* et les *cravates* tels qu'on les porte aujourd'hui ne présentent guère d'inconvénients ni d'avantages au point de vue hygiénique. Mais, autrefois qu'ils formaient de véritables carcans, ils occasionnaient souvent des coups de sang et des étouffements par la constriction des vaisseaux qu'ils déterminaient. Autant que possible, il faut éviter de s'habituer aux *foulards* et aux *cache-nez*, qui sont tout au plus utiles lorsqu'on passe brusquement d'un lieu très chaud à une température très basse, comme à la sortie des théâtres, par exemple, et encore pour les personnes prédisposées aux angines ou aux affections du larynx.

Tronc et membres inférieurs. — Chez l'enfant, on a l'habitude d'employer le *maillot*. Beaucoup de critiques lui ont été adressées, mais c'est plutôt à la manière de le faire qu'au maillot lui-même, que les reproches doivent s'adresser. Le maillot préserve en effet mieux que tout autre vêtement l'enfant dans les premiers temps de son existence, jusqu'à trois ou quatre mois. Mais on doit laisser la liberté aussi complète que possible des mouvements de l'enfant, et pour cela, on ne doit pas y enfermer les bras, et on doit le faire assez long et assez vague pour que l'enfant puisse y remuer les jambes à l'aise. Je ne veux pas m'étendre davantage ici sur les détails de l'habillement du nouveau-né, qui vous est complètement indiqué dans le *Cours sur les soins à donner aux femmes en couches et aux enfants nouveau-nés* (1).

La *chemise* peut être en toile, en coton ou en flanelle. La chemise de coton est préférable à celle de toile, pour les personnes qui ne portent pas de flanelle parce qu'elle empêche le refroidissement par évaporation trop rapide de la sueur. La chemise de flanelle est très avantageuse pour les gens qui ne montrent pas leur linge et dont les vêtements ferment complètement. Quant à la chemise de toile, on peut parer à ses inconvénients en interposant entre elle et la peau un *gilet de flanelle*, pratique très répandue d'ailleurs.

Il faut changer au moins deux fois par semaine de linge de corps, surtout l'été, sinon il s'imprègne de

1. *Manuel de l'Infirmière*, tome III, p. 10.

sueur, de poussière et souvent de molécules nuisibles, comme dans certaines professions. Il est bon aussi de ne pas porter la même chemise la nuit que le jour.

Caleçon. — Pantalon. — Comme la chemise, le caleçon peut être en toile, en coton ou en laine, suivant la saison. Quel qu'il soit, il a l'avantage d'isoler la peau du pantalon ordinairement en laine, qui est chargé de poussières, quelque soin qu'on en prenne et qui irrite toujours un peu la peau. Le pantalon ne doit pas être trop étroit, car dans ce cas, il comprime les muscles et gêne la circulation. Il ne doit pas non plus être trop serré à la taille et pouvoir se desserrer à volonté. Pour le maintenir, on peut se servir de *ceinture*, ou mieux de *bretelles*, qui, aujourd'hui qu'elles sont en tissu élastique, se prêtent à tous les mouvements du corps et ne causent plus la gêne qu'elles provoquaient, quand elles étaient inextensibles.

Habit. — Redingote. — Veste. — Blouse. — L'habit et la veste laissent beaucoup de liberté aux mouvements, mais ont l'inconvénient de laisser l'abdomen à découvert. La redingote est le vêtement le plus pratique. La blouse, indispensable pour les manouvriers, garantit bien du froid et de la chaleur, qu'elle soit portée par-dessus ou par-dessous l'habit. Ordinairement, au-dessous de ces vêtements, on met un *gilet*, sorte de veste sans manches, qui protège surtout la poitrine en avant.

Manteau. — Pardessus. — Le manteau drapé autour du corps est chaud, mais immobilise presque complètement les bras. Aussi, les pardessus sont-ils préférables. On peut les avoir fourrés ou ouatés pour l'hiver.

Gants. — Les gants servent à garantir les mains

contre le froid. Ils sont faits, soit en laine, en soie, en coton, soit en peau, le plus souvent. Quelle que soit leur espèce, ils ne doivent jamais être trop serrés, sous peine d'entraver la circulation des doigts, ce qui contribue à les refroidir l'hiver.

Bas. — *Chaussettes.* — Ils ont pour but de protéger le pied et de l'isoler de la chaussure. Les hommes portent presque exclusivement la chaussette, qui les dispense des jarretières. Les bas et les chaussettes peuvent être en coton, en laine ou en soie. Ces deux derniers sont préférables pour la marche. On doit toujours éviter qu'ils soient trop étroits et plus encore peut-être trop larges, à cause des plis qu'ils forment en ce cas et qui produisent des ampoules pendant la marche.

Chaussures. — Elles sont faites en cuir de bœuf, de veau, de chèvre, etc. On doit éviter surtout des chaussures trop étroites, qui amènent des déformations du pied, des durillons, des cors, etc. Les souliers en cuir verni sont mauvais, à cause de la gêne qu'ils apportent à l'évaporation de la transpiration. Le cuir doit être souple, et pour le maintenir en cet état on peut l'entretenir avec de la graisse, qui le rend en même temps imperméable à l'eau ; mais le plus souvent, on se sert de cirages qui ont en outre l'avantage de le rendre brillant. Les chaussures, suivant leurs différentes formes, portent le nom de *souliers*, de *bottes*, de *bottines*, de *brodequins*. Les bottes et les brodequins sont les meilleures chaussures de fatigue. Les bottines à élastiques sont employées avec avantage en temps ordinaire, à la condition que les élastiques ne gênent nullement la circulation. (Quant aux *sabots*, ils sont absolument impropres à la marche, mais sont utiles pour mettre momentanément les pieds à l'abri de l'humidité.

Vêtements des dames. — Je ne veux dire qu'un mot du *corset*, dont on a beaucoup médit, mais dont l'usage remonte cependant à la plus haute antiquité, ce qui prouve son utilité. Il est en effet indispensable pour maintenir les jupons et pour soutenir les seins. Mais il ne doit jamais comprimer la taille, sinon il en résulte toutes sortes d'inconvénients, au point de vue de la santé. En refoulant le foie et l'estomac vers l'abdomen, il entrave la digestion, gêne la respiration, et peut déterminer des déformations permanentes de la poitrine. Mais ces inconvénients sont facilement évités si, au lieu de corsets durs, très baleinés, on emploie des corsets légers, souples, aussi peu baleinés que possible, et qu'on peut même remplacer par des ceintures en toile un peu fortes avec bretelles.

Jarretières. — Pour maintenir les bas, les femmes se servent de jarretières. Portées au-dessous du genou elles gênent la circulation et favorisent les varices. Il vaut mieux les placer au-dessus, où elles compriment beaucoup moins les vaisseaux. Mais le mieux est de les supprimer tout à fait et de les remplacer par des cordons élastiques qui relient le bas au corset.

Chaussures. — Je ne vous dirai qu'un mot à ce sujet pour vous conseiller d'abandonner l'usage des hauts talons. Au lieu de porter sur le talon, les pieds portent sur la plante même du pied, beaucoup plus sensible, ce qui est un premier inconvénient ; et en outre les hauts talons enlèvent de la solidité dans la marche, le pied ne reposant plus sur ses points d'appui normaux. La pointe du pied portant continuellement au bout de la chaussure, les doigts se ratatinent et sont douloureux au bout d'une marche un peu longue. Les chutes sont plus faciles et pendant la grossesse surtout, on doit proscrire absolument cette mode.

Robes. — Je ne puis insister sur toutes les parties du costume féminin qui diffère surtout de celui des hommes, pour la partie inférieure du corps, qui est recouverte par des jupons et des robes drapées de façons différentes, suivant la mode. Les chemises aussi sont différentes de celles des hommes, en ce qu'elles laissent plus ou moins découverte la partie supérieure du tronc, favorisant ainsi les refroidissements et toutes les maladies des voies respiratoires.

SEPTIÈME LEÇON.

Lits. — Sommier. — Matelas de laine, de crin, de plume. — Paillasse. — Traversins — Oreillers. — Draps. — Couvertures. — Edredons.

Soins du corps. — Soins de propreté exigés par les différentes parties du corps. — Tête : gourme et poux chez les enfants. — Yeux. — Oreilles. — Nez. — Soins à donner aux dents : dentifrices.

Bains. — Bains liquides, froids, tièdes, chauds. — Bains de mer. — Bains de vapeur. — Bains orientaux. — Bains russes. — Bains solides. — Douches et ablutions.

Des lits.

Mesdames, Messieurs.

Le *lit* est un meuble indispensable à l'homme pour se reposer. Mais, dans la plupart des pays, le lit est loin d'être comparable au nôtre. Beaucoup de peuples couchent sur la terre directement, ou sur des peaux, des nattes, des feuilles. Dans certains pays d'Europe, on ne se sert pas de draps et on couche dans l'édredon.

Le lit est en fer ou en bois. Les lits en fer ont l'avantage d'être plus facilement nettoyés et entretenus, et sont préférables pour cette raison, dans les hôpitaux, dans les casernes, etc. Le fond du lit peut être formé par des bandes de toile entrecroisées et bien tendues, pour éviter qu'il ne s'y forme un creux au milieu sous le poids de la personne qui s'y couche. Mais il vaut mieux employer un *sommier* élastique formé de ressorts, disposés de façons différentes suivant les systèmes, mais qui ont pour but et pour résultat, d'empêcher ce creux de se former, et en même temps de rendre le couchage à la fois souple et résistant, et par là même permettent de reposer beaucoup mieux. Par-dessus ce sommier, on place des *matelas*, composés de paille de crin ou de laine.

Le matelas de paille porte le nom de *paillasse*. On peut le faire aussi en varech, en fougère, en balle d'avoine. La paillasse a pour effet d'isoler le matelas de laine du sommier qui, s'il est composé de lames de fer, pourrait être coupé par lui, ou, s'il n'existe pas de sommier, de le remplacer en partie. En effet, en secouant chaque jour la paillasse et en la gonflant au milieu, on corrige ainsi la déformation que le poids du corps finit par imprimer au matelas. Les matelas de *crin* sont à cet égard beaucoup préférables, à cause de leur élasticité, aux paillasses, dont la matière, quelle qu'elle soit, finit toujours par se briser, s'émietter et perd au bout de peu de temps toute sa consistance et par suite, son élasticité.

Au-dessus de la paillasse, qu'on peut supprimer si le sommier est recouvert de toile, on place un matelas de *laine*. Certaines personnes, et dans certains pays surtout, ont l'habitude de surmonter encore le lit d'un matelas de *plume,* dit lit de plume. Rien n'est plus mauvais, car le corps s'enfonce dans ce matelas qui n'a aucune résistance, et qui favorise la transpiration et l'on n'y trouve aucun repos. En interposant ce lit de plume entre le sommier et le matelas de laine, le résultat est moins mauvais, mais d'une façon générale le lit de plume doit être proscrit.

Les *traversins* et les *oreillers,* sont ordinairement remplis de duvet. Mais ils doivent être assez gonflés pour offrir une certaine résistance, de façon à ce que la tête ne s'y enfonce pas de trop. Les oreillers de crin, pour les personnes qui transpirent facilement de la tête, ou qui sont sujettes aux congestions, sont bien préférables aux oreillers mous.

Le matelas supérieur est recouvert du drap de dessous qui doit être bien tendu, de façon à ne pas faire de plis, circonstance qui n'a pas grande importance pour des gens bien portants, mais en a une beaucoup plus marquée pour les malades, chez lesquels ils peuvent favoriser le développement d'eschares. Un drap, dit de dessus, est mis ensuite dessus et sépare le premier des couvertures, qui sont placées superficiellement. Ces *draps* peuvent être en toile ou en coton. Les premiers sont plus frais que les seconds, et par suite, plus agréables en été. Les seconds au contraire, sont préférables en hiver. Il ne faut pas faire cylindrer les draps, comme on le fait en Angleterre, cette pratique les rendant beaucoup moins souples et par conséquent moins chauds.

Les *couvertures* sont en laine ou en coton. On peut, suivant la saison, en mettre une ou deux. L'hiver on peut, pour conserver la chaleur du lit, ajouter un *édredon* formé de duvet, très mauvais conducteur de la chaleur, mais, comme je vous l'ai dit, il est mauvais de se trop couvrir la nuit et l'habitude joue du reste un grand rôle dans la façon de se coucher (1).

Soins du corps.

Le corps, en passant dans les différents milieux, se couvre de poussières qui, s'il n'était pas entretenu avec grand soin, finiraient par s'accumuler et gêneraient considérablement le fonctionnement de la peau. Les soins de propreté nécessaires à cet entretien, sont un peu différents, suivant les diverses parties du corps.

Pour la *tête*, on doit tous les jours se peigner avec soin, démêler complètement les cheveux, surtout pour les femmes. Le lavage de la tête, facile chez les per-

1. Voyez aussi sur ce sujet le tome II du *Manuel*, p. 8 à 11.

sonnes qui ont peu de cheveux, doit se faire de temps à autre entièrement chez celles qui en ont beaucoup. On a accusé ces lavages, au moins à l'eau froide, de causer des névralgies. Chez les enfants surtout, la tête demande une grande surveillance, car elle s'encrasse très facilement, et la gourme s'y porte de préférence à toutes les autres parties du corps. On doit donc, chez eux, la tenir aussi propre que possible, et si l'abondance des cheveux s'y oppose il convient de les tenir ras ou courts.

Beaucoup de gens croient encore que les poux sont un signe de bonne santé chez les enfants et on en voit qui vont jusqu'à transplanter et acclimater eux-mêmes ces parasites sur la tête de leurs enfants. Je n'ai pas besoin de vous dire combien est erronée et absurde une pareille manière de faire. Vous devez, au contraire, débarrasser avec le plus grand soin la tête, des poux qui peuvent s'y trouver et qui, si vous attendez, ne tarderont pas à se reproduire avec une extrême rapidité. Si vous ne venez pas à bout de les détruire, à cause de l'abondance des cheveux, il ne faut pas hésiter à raser totalement la tête. Vous devez aussi surveiller beaucoup les enfants au point de vue de la teigne, et leur défendre, lorsqu'ils sont à l'école, de se servir des coiffures de leurs camarades, car la teigne est éminemment contagieuse. Dès que vous constatez la teigne chez un enfant, vous devez aussitôt l'isoler, puis raser avec soin la partie atteinte, et lui faire de suite instituer un traitement.

Les *yeux* nécessitent peu de soins spéciaux. Lorsqu'ils sont collés le matin, au réveil, il n'est pas bon de les laver à l'eau froide. Il vaut mieux employer de l'eau tiède, dans laquelle on verse quelques gouttes d'extrait de Saturne.

Cette recommandation de ne pas se servir d'eau trop froide pour les yeux, s'applique également aux *oreilles*. Il faut veiller avec soin aux écoulements d'oreilles qui peuvent survenir chez les enfants lymphatiques, écoulements qui peuvent entraîner, à la longue, de la surdité. On doit avoir soin chaque matin de se nettoyer les oreilles. Elles sécrètent, vous le savez, une substance appelée cérumen, de couleur jaune et de consistance épaisse qui, outre qu'elle n'a pas un aspect bien attrayant, peut à la longue, en durcissant, causer une véritable surdité, et en tous cas déterminer de l'inflammation en agissant comme corps étranger.

Les soins à donner au *nez* sont de connaissance vulgaire et je n'y insiste pas. Le mouchoir, dont l'usage n'est pas du reste, absolument indispensable, est spécialement destiné à ces soins.

Bouche et dents. — Une bonne mastication est une condition très nécessaire à une bonne digestion. On doit donc ménager et soigner les organes de la mastication, c'est-à-dire les dents. Évitez d'abord de les casser, en broyant avec elles, comme beaucoup font, des noix, des noisettes, etc. Il faut avoir soin, pour les conserver en bon état, de se laver la bouche tous les jours, et même si l'on peut, après chaque repas. Chaque matin, on doit les brosser avec une brosse un peu résistante, de façon à chasser toutes les particules alimentaires, qui restent dans leurs interstices et donnent, en se décomposant, une mauvaise odeur à l'haleine. Lorsque les gencives se congestionnent facilement, qu'elles saignent, que les dents se déchaussent, il faut se servir de solutions astringentes pour les laver, et en particulier de chlorate de potasse. Cette précaution est surtout indiquée pour les femmes enceintes, chez lesquelles la chute des dents et la carie se produisent si facilement.

Pour le nettoyage des dents, on emploie différents *dentifrices*, soit liquides, soit solides. Parmi les premiers, sont les eaux aromatisées avec des essences de menthe, de girofle, etc., etc., et à base d'alcool; d'autres sont des solutions de sels, tels que chlorate de potasse, bitartrate de potasse, borate de soude, de magnésie, etc. Parmi les seconds, sont des substances neutres, telles que la craie, le charbon, le talc, etc., ou encore des substances astringentes, comme le quinquina, le ratanhia, le tannin, etc. On ne peut formuler de règle générale pour l'usage qu'on en doit faire. Dans la majorité des cas, les plus simples sont les meilleurs, par exemple les alcoolats aromatisés ou non, ainsi que les poudres inertes. Les premiers raffermissent les gencives, en même temps qu'ils agissent sur les détritus alimentaires ; les seconds agissent mécaniquement surtout.

Bains.

Les bains tenaient une place considérable dans la vie des anciens, où ils jouaient à la fois un rôle important en hygiène et en thérapeutique. Les bains peuvent être divisés en bains naturels et bains artificiels, ou encore en bains liquides, bains d'air chaud, bains de vapeur, bains demi-solides et solides.

Avant d'envisager ces différentes espèces de bains, au point de vue hygiénique, il faut se demander comment agissent les bains d'une façon générale. Les bains consistent à plonger le corps ou une partie du corps dans un milieu solide, liquide ou gazeux. — D'après la plupart des auteurs, il est à peu près démontré que la peau n'absorbe que très peu, ou même pas du tout, les éléments du milieu qui constitue le bain. C'est sur la circulation et le système nerveux que le bain agit surtout et quelle que soit la méthode balnéatoire employée, il excite l'organisme d'une façon générale, et la réaction se fait ordinairement d'une façon assez vive.

Bains liquides. — Les bains liquides peuvent être employés à différentes températures. On peut à cet égard en distinguer *trois sortes* : bains froids, de 15° à 20°; bains tièdes, de 25° à 30°; bains chauds, au-dessus de 35°.

Bains froids. — Ils se prennent ordinairement l'été dans les rivières. Leur premier effet est d'amener un refroidissement qui peut s'accompagner de malaise, d'oppression, de frisson même. Aussi, les bains froids doivent-ils être peu prolongés, car ils pourraient produire des accidents, tels que congestions cérébrales, syncopes, etc. Ces accidents surviennent surtout quand on se baigne après un repas. A la première impression de refroidissement qu'on éprouve en pénétrant dans l'eau froide, succède une période de calme, dans laquelle l'organisme réagit. Mais si le bain est trop prolongé, on peut être pris d'un nouveau frisson, ce qui indique que le corps ne peut plus assez réagir et qu'on doit aussitôt suspendre le bain. A peine hors du bain, on a une sensation de bien-être, de chaleur, avec rougeur de la peau; la respiration et la circulation s'accélèrent. Un exercice modéré après le bain est un adjuvant utile. Il en est de même avant et il est bien prouvé aujourd'hui qu'il n'y a aucun danger à se jeter à l'eau le corps en sueur, à condition toutefois qu'on ne soit pas assez fatigué pour ne pas pouvoir facilement réagir. On a conseillé l'usage des bains froids dans la fièvre typhoïde pour abaisser la température et cette méthode, bien appliquée, paraît donner d'excellents résultats.

Bains tièdes. — Ils n'ont que peu d'action sur l'organisme. Ce sont surtout des bains de propreté. Ils lavent la peau, entraînent les produits de sécrétion qui la recouvrent, l'excitent dans son fonctionnement et calment le système nerveux quand ils sont un peu prolongés.

Bains chauds. — Lorsqu'ils sont trop chauds et trop prolongés, ils débilitent l'organisme, surtout si on les renouvelle souvent. Ils peuvent d'ailleurs entraîner à leur suite des malaises, de la pesanteur de tête, des étourdissements, des vertiges. Modérément appliqués, ils ont une action sédative et calmante sur le système nerveux.

Bains de mer. — Les bains de mer ont une action plus excitante que les bains froids ordinaires, car plus le choc de l'eau sur la peau est énergique et rapide, et plus la réaction sur l'organisme est marquée. En outre, l'eau de mer est plus froide que celle des rivières, et détermine une réaction plus vive. L'action des lames et l'irritation de la peau par le sel marin, augmentent encore son pouvoir excitant.

Bains de vapeur. — Ils ont une très grande importance, surtout au point de vue thérapeutique. — On les prend dans des étuves soit humides, soit sèches. Le corps

supporte aussi facilement une température de 75° dans
l'étuve humide et de 140° dans l'étuve sèche que de
45° dans un bain chaud. —Le mieux pour ces étuves
est de les porter à une température de 40° à 50°. —
Dans le *bain oriental*, une fois le bain de vapeur pris,
le baigneur s'enveloppe de couvertures de laine qui
entretiennent la transpiration pendant une ou deux
heures, puis il se sèche avec du linge chaud. — Dans
le *bain russe*, au sortir du bain de vapeur, on est soumis
à une immersion dans de l'eau froide à 10° ou 15° ou
à une douche.

Les bains de vapeur déterminent une sudation excessive qui fait perdre au poids du corps environ 400 à
600 grammes. A la longue ils finiraient donc par débi-
liter l'organisme.

Chez les personnes nerveuses, le bain de vapeur
détermine de la surexcitation, favorise les congestions
utérines, produit quelquefois des vertiges et des syncopes. Leur emploi est indiqué chez les personnes qui
mènent une existence sédentaire, chez ceux qui ont
une transpiration cutanée très faible. — Ils peuvent
arrêter rapidement les accidents causés par une inges-
tion immodérée de mercure. — Les meilleurs de ces
bains dont on a exagéré les effets sont certainement
les bains russes qui habituent le corps à des changements brusques de température et déterminent des
réactions très vives de l'organisme.

Bains solides. Je ne vous citerai que pour mémoire
les bains de sable et de boue qu'on a préconisés à
une certaine époque, mais qui sont d'un usage très
restreint et dont on peut facilement se passer.

Douches et ablutions. — L'hydrothérapie qui tend à
occuper une place de plus en plus grande dans l'hy-

giène et dans la thérapeutique, est bien supérieure aux différents systèmes de bains que nous venons de voir. Elle peut se pratiquer sous forme d'*ablutions*, d'*immersions* et de *douches*. — **Les** règles générales à observer dans l'administration de ces divers modes d'hydrothérapie sont que le corps soit chaud au moment de la douche ou de l'immersion, que celles-ci soient courtes, et que la réaction soit favorisée par des frictions. De même que pour les bains froids il n'y a aucun inconvénient à les appliquer quand le corps est en sueur, à condition cependant qu'il n'y ait pas de véritable fatigue. Quelques personnes ont une répugnance invincible pour les bains froids et les douches, mais elles peuvent facilement supporter les ablutions froides qui sont généralement mieux tolérées, aussi bien celles de la face, du cou et des mains qui sont les ablutions de la propreté ordinaires et journalières que celles de la totalité du corps. Mais il faut avoir soin, lorsqu'on fait une ablution générale, de la faire rapide pour éviter les refroidissements et les affections respiratoires qui pourraient s'ensuivre. C'est en tout cas un bon moyen de s'aguerrir contre le froid. Mais chez les jeunes enfants, on ne doit pas pratiquer, sinon très modérément, ces ablutions froides, car ils se réchauffent beaucoup moins facilement que les adultes.

L'hydrothérapie est indiquée pour les personnes lymphatiques, faibles, délicates, chez les femmes en particulier, chez les nerveuses surtout. — Pendant la grossesse et l'allaitement, il faut proscrire les ablutions et les pratiques hydrothérapiques froides et préférer les ablutions tièdes et les bains.

Je ne veux pas insister d'avantage ici sur l'action de l'hydrothérapie et sur ses indications, ce serait sortir du domaine de l'hygiène, car, comme l'indique son nom, l'hydrothérapie a surtout un but thérapeutique. Quant à vous signaler les méthodes hydrothérapiques, ce serait faire double emploi avec le *Manuel des pansements* où ce chapitre est très précis et très complet.

Cosmétiques.

Les cosmétiques sont des préparations diverses qui ont pour but de conserver les propriétés de la peau et de ses annexes. — Ils comprennent les savons, les poudres dentifrices, les pommades, les teintures, les eaux de toilette.

Les *savons* sont les plus importants. Ils résultent de la combinaison d'un acide gras et d'un alcali. — Ils peuvent être à base de potasse ou de soude : les premiers sont solides ; les seconds sont demi-liquides et ont la consistance de la graisse. Pour les préparer on emploie divers corps gras, des huiles, comme l'huile d'olive pour le savon de Marseille, ou des graisses animales. On les parfume ensuite avec des essences odorantes. — Le savon est indispensable pour nettoyer la peau. En effet il dissout la graisse qui provient des glandes sébacées. Les cellules superficielles de l'épiderme sont gonflées par l'eau et se désagrègent sous l'influence de la potasse ou de la soude et sont détachées de l'épiderme, avec tous les corps étrangers qui les imprégnaient et les salissaient. Les pores de la peau sont en même temps rendus libres et la sécrétion sudoripare peut se faire plus régulièrement. Les lavages au savon qui sont nécessaires à tout le monde sont encore plus indispensables à tous ceux qui se livrent à des travaux manuels. Néanmoins, l'abus du savon peut avoir quelques inconvénients ; il finit par sécher la peau qui est devenue plus mince et plus sensible et peut contribuer à la rider.

Je vous ai parlé à propos de l'hygiène de la bouche des *dentifrices* et je n'y reviens pas ici.

Les *huiles* et les *pommades* sont surtout employées pour les soins à donner au système pileux, cheveux et barbe. — Quand la sécrétion sébacée du cuir chevelu s'effectue convenablement, ces pommades sont inutiles aussi bien celles qui sont composées d'axonge et d'huiles essentielles odorantes, que celles au quinquina et au tannin. — L'eau savonneuse ou alcoolisée suffit parfaitement pour nettoyer la tête. — Mais l'usage des cosmétiques peut devenir utile quand les cheveux sont trop secs et cassants, ou tombent facilement.

Les *teintures* pour les cheveux sont très variables. Pour les teindre en blond on se sert surtout d'eau oxygénée. Pour les teindre en noir ce sont ordinairement des solutions de plomb, d'argent ou de mercure qu'on emploie. Je n'ai pas besoin de vous dire que non seulement ces teintures sont ridicules ou de mauvais goût, mais encore dangereuses, car les substances employées pour les produire sont toxiques et peuvent à la longue déterminer des accidents généraux plus ou moins graves. A tous les points de vue il faut donc s'en abstenir.

Cette remarque s'adresse également aux *fards* qui sont pour la plupart à base de plomb, de mercure, de bismuth ou de zinc. Ces deux derniers cependant sont à peu près complètement inoffensifs. A côté de ces fards qui font corps avec la peau, il est des cosmétiques inertes qui présentent au contraire des avantages. Tels sont l'*amidon* et le *lycopode* qui, réduits en poudre extrêmement fine, sont très employés et très utiles dans l'hygiène des jeunes enfants, pour prévenir les crevasses qui peuvent se produire dans les plis de leur peau, et qu'on emploie aussi chez les malades condamnés à un long séjour au lit.

La *poudre de riz*, aussi inoffensive qu'inutile d'ailleurs, doit être très fine et préparée avec des grains sains parfaitement mondés et d'une entière blancheur. Pour ne pas la rendre irritante on ne doit pas y associer de substances aromatiques et encore moins de *poudre d'iris* qui est très irritante. Enfin la *pâte d'amande* est excellente pour enlever après le lavage des mains les dernières traces de matières étrangères, et assouplir en même temps la peau.

Les *eaux de toilette* telles que l'eau de Cologne, et tous les vinaigres analogues composés d'alcool dans lequel on fait macérer des substances odoriférantes, ont pour but de raffermir la peau et surtout de parfumer l'eau des ablutions.

En somme, de tous les cosmétique . vous le voyez, le seul nécessaire et indispensable . le savon. Les autres sont inutiles ou dangereux.

HUITIÈME LEÇON.

Aliments. — Ils sont empruntés aux trois règnes de la nature. — Comment la vie s'entretient. — Classifications des aliments. — Aliment complet.

Viande. — Composition de la viande. — Digestion des éléments de la viande. — A quoi on reconnaît une bonne viande. — Etude de ses qualités qui varient suivant l'âge, le sexe, les conditions de santé, le travail et l'engraissement ; les parties du corps : catégories des morceaux suivant leur valeur nutritive. — Différents organes servant à l'alimentation. — Qualités de la viande suivant l'espèce animale.

Digestibilité des différentes viandes. — Bœuf, mouton, veau. — Porc : ladrerie et trichinose. — Viande de cheval. — Chiffre de la consommation de la viande.

MESDAMES, MESSIEURS,

Nous avons étudié jusqu'ici les rapports de l'homme avec le milieu extérieur dans lequel il se trouve placé. Nous allons nous occuper maintenant des substances nécessaires à l'entretien de la vie, de *l'alimentation*. On a comparé avec assez de justesse, le corps humain à une machine à vapeur. Chez l'homme, ce sont les aliments qui tiennent du carbone qui, dans la machine à vapeur, se transforme en chaleur et en mouvement, avec l'aide de la vapeur d'eau. Ces aliments, nous les tirons des trois règnes de la nature : au règne végétal, nous empruntons les légumes, les fruits, le gluten, l'amidon, le sucre, etc., etc.; au règne animal, le poisson, les volailles, les viandes de boucherie ; au règne minéral enfin, l'eau et tous les principes qu'elle renferme sous forme de sels. C'est en s'assimilant ces différents éléments, dont les principes sont les mêmes pour presque tous, sauf pour les aliments minéraux, que l'homme entretient son existence.

Permettez-moi d'emprunter à M. le professeur Cornil, le passage suivant qui vous indiquera, avec autant de simplicité que de clarté, cette admirable circulation de la matière qui constitue la vie, et les rapports intimes qui relient tous les règnes de la nature. « L'homme emprunte ses aliments aux trois règnes de la nature : il lui rend journellement et à la fin de sa vic, toutes les particules matérielles qui l'ont traversé, qu'il s'est assimilées et qu'il a transformées, de telle sorte qu'on peut dire avec Lavoisier que « rien ne se perd, rien ne se crée » dans cette circulation de la matière.

« Les plantes empruntent à l'air, à l'eau, à la terre, au règne minéral en un mot, les matériaux nécessaires à leur organisation : elles disposent les corps simples tels que le carbone, l'oxygène et l'hydrogène, en des combinaisons atomiques complexes, appelées substances organiques, telles que l'amidon, les sucres, les huiles. Avec ces trois éléments, le carbone, l'oxygène et l'hydrogène unis à l'azote, elles fabriquent des corps plus complexes, tels que le gluten et tous les corps albuminoïdes d'origine végétale, fibrine, légumine, amandine, caféine, théine, etc., etc. Les plantes sont des fabriques de substance organique dont la force motrice est le soleil. Les animaux se nourrissent des plantes et d'autres animaux, en même temps que de l'eau et de l'oxygène de l'air. Les tissus des plantes et des animaux introduits dans le tube intestinal, fournissent au sang les matériaux amylacés, sucrés, gras, azotés, qui sont nécessaires à la composition des organes, des tissus, et dont une partie est comburée par l'oxygène. Cette combustion effectuée, soit dans le sang, soit dans les organes, est la source de la chaleur et du mouvement des animaux.

« L'acide carbonique et la vapeur d'eau éliminés par la respiration, représentent la fumée et la vapeur produites dans la machine et rejetées par la cheminée. L'animal simplifie à son tour, et réduit à leur plus simple expression, les matières organiques qu'il brûle et ramène à leur état minéral primitif. La plante alors reprend à l'air l'acide carbonique, fixe le carbone et met en liberté l'oxygène. Telle est à grands traits la façon dont la matière circule entre les trois règnes de la nature. »

Il n'est guère possible d'indiquer d'une façon générale, les transformations que les aliments si variés subissent dans le tube digestif, sous l'influence des différents sucs en présence desquels ils se trouvent. Aussi, examinerons-nous ces transformations qui constituent les phénomènes mêmes de la digestion, à propos des différents types d'aliments.

Si la définition des éléments en général est assez simple, il n'en est plus de même de leur *classification* et on en peut juger par les nombreuses catégories proposées par les auteurs. Je veux seulement vous citer les principales.

On peut immédiatement en distinguer deux sortes : des aliments inorganiques et des aliments organiques. Ces derniers sont essentiellement constitués par de l'oxygène, de l'hydrogène et du carbone, auxquels il peut s'ajouter de l'azote. Ce sont ces éléments simples qui, par leurs combinaisons multiples, donnent naissance à toutes les substances si complexes que nous connaissons et que la chimie est impuissante à reproduire, bien qu'elle soit capable de les décomposer et de les analyser. Suivant qu'ils renferment ou non de l'azote, on a des aliments *quaternaires* ou *ternaires*. C'est cette classification qu'adoptent Liebig et Bouchardat, qui rangent les aliments de la manière suivante :

1° Aliments *inorganiques* (eau et sels);

2° Aliments *ternaires*, ou respiratoires ou de calorification (alcool, corps gras, sucres, etc.);

3° Aliments *quaternaires* ou plastiques (albumine, caséine, gélatine, etc.).

D'autres (Proust, Cornil), se basant sur leur provenance, distinguent les aliments d'origine *minérale*, *végétale* et *animale*, qui correspondent du reste en partie aux divisions précédentes.

Enfin, on peut encore les classer suivant leur rôle (Lacassagne) :

1° Aliments fournissant principalement des aliments de réparation :

   A : Minéraux (sels marin, eau, phosphate de chaux, etc.) ;

   B : Végétaux et animaux (albumine, caséine, fébrine, musculine, gélatine, etc.) ;

2° Servant principalement à la chaleur et à la force :

   C : Respiratoires (sucres, fécules, graisses) :

   D : Nervins (alcools et substances stimulantes).

Quoi qu'il en soit de toutes ces classifications qui n'ont qu'un intérêt théorique, qu'est-ce qu'un aliment complet ? L'aliment complet est formé par la réunion des trois sortes de matériaux alimentaires ; corps inorganiques, corps ternaires et corps quaternaires, en *qualité* et en *quantité* convenables pour réparer les pertes de l'organisme et pourvoir à tous ses besoins (Bouchardat).

Il est évident que cet aliment complet ne saurait être le même pour tous les âges, ni dans toutes les différentes conditions de l'existence, pour un enfant de deux ans et pour un ouvrier dans la force de l'âge. Nous y reviendrons du reste, à propos de l'alimentation suivant les âges. Mais comme type d'aliment naturel complet, je vous citerai le lait qui peut suffire à lui seul à nous nourrir non seulement dans l'enfance, mais même à toutes les périodes de la vie, comme vous pouvez le voir chez des malades soumis pendant des temps très longs au régime lacté exclusif.

Viande.

Cela dit sur les aliments en général, passons à l'étude des plus usuels et tout d'abord de la viande, qui forme avec le pain la base de notre alimentation. Il s'en faut de beaucoup que toutes les viandes aient la même valeur au point de vue de la nutrition, car les éléments qui entrent dans leur composition sont dans des proportions très variables. Cette variabilité tient à des causes multiples telles que l'âge, les conditions de santé, le sexe, le travail et l'engraissement, les parties du corps et l'espèce de l'animal. Nous allons passer en revue les influences produites sur la qualité de la viande par ces différentes conditions. Mais auparavant, je dois vous parler du rôle physiologique de la viande en général et par conséquent de sa composition et de la digestibilité de ses différents éléments.

Composition de la viande. — La chair musculaire est un aliment complexe qui renferme en majeure partie de la musculine, substance constitutive de la fibre musculaire ; de l'albumine et les matières qui en dérivent ; de la graisse et des sels. C'est un aliment quaternaire, c'est-à-dire qu'il contient de l'oxygène, de l'hydrogène, du carbone et de l'azote. Elle contient une quantité considérable de matières azotées qui la rendent très substantielle, en même temps que par les sels assez nombreux qu'elle renferme, elle est très utile à l'économie, et elle est aussi plus digestive que les aliments végétaux. La musculine et l'albumine que contient la viande sont digérées, c'est-à-dire transformées par la salive d'abord, puis surtout par le suc gastrique, en peptones qui sont ensuite absorbées au niveau de l'intestin et transportées dans le courant de la circulation.

La graisse n'est ni dissoute, ni transformée dans le tube digestif : elle est seulement émulsionnée, c'est-à-dire réduite en gouttelettes d'une finesse extrême, sous l'influence du suc pancréatique, du suc intestinal et surtout de la bile. Elle est donc absorbée en nature par l'intestin grêle où elle pénètre dans les lymphatiques si nombreux des parois intestinales, et elle est conduite par eux dans le système veineux. La graisse est un des principaux combustibles de l'économie, et elle est destinée à y être brûlée en produisant de l'acide carbonique et de l'eau, qui sont éliminés par le poumon. La musculine et l'albumine, au contraire, remplacent directement pour ainsi dire, la substance même de notre chair, diminuée, usée, par le fonctionnement de l'organisme, et comme dit le proverbe : La chair fait la chair.

Je viens de vous rappeler que les corps albuminoïdes et la musculine, sont digérés surtout au niveau de l'estomac, tandis que la graisse n'est digérée que dans l'intestin grêle. Il en résulte, que plus une viande contient de graisse, et plus elle est indigeste. Aussi n'est-il pas bon d'abuser d'une alimentation graisseuse, surtout lorsqu'on mène une vie sédentaire et dans les climats chauds où le foie a déjà trop de tendance à fonctionner d'une façon exagérée. En hiver au contraire, on pourra employer une plus grande quantité de graisse, puisque, je vous l'ai dit tout à l'heure, c'est par excellence un des agents les plus puissants de la calorification. On devra donc la prescrire aux individus débilités, de sang appauvri, tels que les phtisiques, les scrofuleux, etc. La viande peu graisseuse convient au contraire, aux gens qui ont à fournir une grande somme de travail, et la quantité de viande qu'ils doivent consommer doit être en rapport avec leur dépense de force.

Revenons maintenant aux diverses influences que nous avons énumérées plus haut, capables de modifier la qualité de la viande.

Et tout d'abord, à quoi reconnait-on qu'une viande est bonne? On a deux procédés: soit l'examen de l'animal sur pied avant qu'il soit abattu, et que je passerai sous silence, car il nous regarde peu et nous ne sommes pas à même de le pratiquer; soit l'examen de la viande une fois débitée par le boucher. Les qualités d'une viande saine sont les suivantes, d'après M. Mauchère: « Les chairs doivent être dans leur ensemble, d'une coloration vive et vermeille. Le simple toucher doit donner une sensation de fermeté unie à une légère souplesse ou élasticité. La pression doit faire ressortir un caractère de densité, une sorte de résistance de traction ; aucun suintement de suc musculaire ne doit se produire ni faire sentir à la main une impression de froid, d'onctuosité et d'humidité. La palpation des couvertures doit être sonore; celle des viandes séparées en quartiers doit être rude. La fluidité, l'aspect glaireux de la graisse, sont des caractères qui doivent faire refuser la viande. »

Age. — La chair des animaux renferme d'autant plus de gélatine qu'ils sont plus jeunes, et c'est à cela qu'est due sa blancheur, chez le veau par exemple. Or, cette gélatine est très peu digestible et très peu nutritive. Les viandes d'animaux adultes chez lesquels c'est au

6

contraire la fibrine qui domine, c'est-à-dire l'élément le plus réparateur et le plus digestible, sont donc bien préférables.

Sexe. — Le sexe a aussi une certaine importance, et la viande du mâle est préférable à celle de la femelle qui est moins ferme et moins colorée en général. La *castration* pratiquée pendant le jeune âge des animaux, rend leur chair plus tendre.

Conditions de santé. — Il n'est pas indifférent de manger une viande provenant d'un animal bien portant ou malade. Aussi, s'est-on préoccupé très sérieusement depuis quelques années, de surveiller les viandes sous ce rapport. Quoiqu'il paraisse démontré qu'une coction suffisante empêche tout danger on n'en a pas moins et, avec raison, écarté de l'alimentation la viande des animaux malades. Les animaux atteints du charbon, du typhus, de la maladie aphteuse, de la pleuropneumonie épidémique, sont supprimés d'emblée de l'alimentation. Il en est de même des maladies des voies respiratoires et surtout de la phtisie, alors même que la viande aurait belle apparence, lorsque la tuberculose est généralisée ou est étendue à une grande partie des plèvres, des poumons ou du péritoine. On examine enfin, et il y a aux halles des inspecteurs chargés de ce soin, les viandes au point de vue des affections parasitaires qu'elles présentent et dont certaines ne peuvent être reconnues qu'au microscope : telles sont le tænia, le cysticerque du bœuf et du porc ; les hydatides du cerveau, enfin la trichine.

Travail et engraissement. — Sous l'influence du travail, les muscles se développent et par conséquent, sont plus consistants, plus fermes et sont plus gorgés de sucs nutritifs. La quantité de graisse est difficile à préciser; mais on peut dire cependant qu'elle ne doit jamais être en excès sur la partie musculaire, comme cela arrive quand on soumet un animal à l'engraissement, alors qu'il est trop jeune et que ses muscles ne sont pas encore assez développés.

Parties du corps. — Tous les morceaux du corps n'offrent pas les mêmes qualités au point de vue nutritif. Aussi a-t-on rangé les différents morceaux en trois catégories en plaçant dans la première les portions musculaires, dont la valeur nutritive est la plus considérable. Cette première catégorie comprend les muscles des régions fessières, ischio-fémorale, lombaire, désignées sous les noms de *culotte, tranche, gîte à la noix, aloyau, filet.* Dans la deuxième catégorie, sont des morceaux moins choisis correspondant à l'épaule et aux côtes. Enfin, la troisième catégorie comprend les muscles du cou, de la tête, de l'abdomen, des jambes et de la queue, qui renferment très peu de substances nutritives, et où l'os domine ainsi que le cartilage et les portions tendineuses.

Mais, dans les animaux de boucherie il n'y a pas que les parties musculaires proprement dites, qui soient nutritives et beaucoup d'organes peuvent être employés à l'alimentation. Je vous citerai tout d'abord la *cervelle* et le *ris de veau*, qui n'est autre chose que le thymus, qui conviennent très bien aux estomacs délicats et que vous voyez donner dans la convalescence des maladies graves, après une longue diète et alors que l'estomac est encore trop faible pour supporter une forte alimentation. Le *foie*, à cause de la grande quantité de graisse et de matière glycogène qu'il contient, est un aliment lourd et indigeste. C'est surtout le foie de veau, beaucoup plus fin que celui de bœuf, qu'on emploie. Le *rognon*, nom sous lequel on désigne le rein chez les animaux, renferme une certaine quantité d'ammoniaque dont l'odeur peut même gêner parfois. Il est également assez difficile à digérer, mais en raison de son alcalinité, peut convenir à des personnes atteintes de dyspepsie acide. Les autres organes tels que les *poumons*, les *tripes* ou intestins, et la *fraise de veau* ou estomac des jeunes veaux, sont très peu nutritifs.

Espèce de l'animal. — Je n'ai pas besoin de vous indiquer combien sont grandes les différences de goût et d'aspect que présentent les chairs des principaux animaux de boucherie. Je m'arrêterai seulement sur leurs qualités au point de vue alimentaire et au point de vue de la digestibilité, deux choses corrélatives d'ailleurs dans une certaine mesure.

Le bœuf, le veau, le mouton, le porc et le cheval, sont à peu près les seuls mammifères le plus généralement employés. Le *bœuf* est le type de la viande comme aliment nutritif et digestif. Sa conservation plus facile que celle du veau et du mouton pendant l'été, le rendront préférable à ces deux viandes pendant cette saison, tandis que l'hiver on pourra les employer indifféremment. Le *veau* est moins nourrissant et moins digestif que le bœuf, surtout quand il est trop jeune, car sa chair renferme une grande quantité de liquide au détriment de la fibre musculaire qui est peu développée et contient par cela même des matériaux moins substantiels. Le *mouton* est surtout recherché pour la finesse de sa chair, qui est en même temps très facile à digérer, aussi le prescrit-on aux convalescents. Le *porc* fournit une des viandes les plus indigestes, mais elle est très réparatrice. Elle est tendre et savoureuse, et dans certaines campagnes, c'est presque la seule employée. Elle a le très grand avantage en effet de se conserver facilement, ce qui la rend très précieuse pour des approvisionnements de longue durée, comme cela arrive dans les pays de montagnes, où les neiges interrompent quelquefois pendant longtemps toute communication entre les villages et les maisons, ou encore pour les navires, etc. Mais le porc est sujet à deux grands inconvénients, qui proviennent de deux maladies fréquentes malheureusement chez lui : la *ladrerie* et la *trichinose*. La ladrerie est constituée par l'existence de germes de ténias, ou cysticerques, dans l'épaisseur des fibres musculaires. Il est presque impossible de les ... connaître quand la viande a été salée. Chez l'animal vivant on reconnaît la maladie, en examinant la face inférieure de la langue où l'on voit la muqueuse soulevée par de petites saillies remplies de liquide qui ne sont autres que des kystes renfermant les germes de ténias. On peut aussi les reconnaître sur la coupe de morceaux de viande fraîche. Le cysticerque, une fois dans le corps, continue à évoluer et devient le ver solitaire.— La *trichinose*, elle, est déterminée par la présence dans les muscles de petits vers, appelés trichines, enroulés en spirale et enveloppés dans une petite poche ou kyste. On ne peut reconnaître son existence sans microscope, tellement ces vers sont petits. Une fois ingérés par l'homme, ils pénètrent par le courant sanguin jusque dans l'épaisseur des muscles où ils s'enkystent et continuent leur évolution. On examine avec soin les viandes de porc qui sont importées des pays étrangers et surtout d'Amérique, et pendant de certaines périodes, on proscrit absolument leur introduction et leur vente jusqu'à ce qu'on ait constaté l'absence de la maladie sur les viandes présentées à l'entrée du territoire. Ces précautions ne sont pas inutiles, car beaucoup de gens mangent le porc simplement fumé, ou insuffisamment cuit ; or pour détruire sûrement les germes de la ladrerie, ou les trichines, il faut soumettre la viande à une température très élevée et pendant assez longtemps.

Le *cheval* enfin tend à s'introduire dans notre alimentation. C'est une bonne viande, mais à condition qu'elle ne provienne pas, comme c'est le cas le plus souvent, de vieux chevaux, auquel cas elle est très dure et a besoin, pour être digérée, d'un fort assaisonnement et d'être un peu faisandée. Mais, le prix de l'élevage des chevaux, les services qu'ils peuvent rendre, empêcheront certainement que l'usage de sa viande se généralise. Quand on peut l'utiliser, elle est ou médiocre, parce qu'elle provient d'animaux trop vieux, ou insuffisante, parce qu'elle n'est fournie que par des chevaux sacrifiés ou tués accidentellement.

Chiffre de la consommation de la viande.—Rien n'est plus variable que la consommation de la viande qui varie suivant qu'on considère les villes et les campagnes, et les différents pays. Mais ce qui est intéressant c'est de voir la progression que suit cette consommation. On est étonné de voir dans quelle faible proportion elle a augmenté depuis le commencement du siècle. En 1812, elle était de 540.197.000 kilogs par an, soit 10 kilogs par tête ; en 1829 de 622.418.000 kilogs, soit 19 kilogs 5 par tête ; en 1840 de 673.389.000 kilogs, soit 20 kilogs. Enfin, en 1875 elle atteignait le chiffre de 840.000.000 kilogs, soit 23 kilogs par tête en moyenne. La progression pendant les quarante années s'est donc très légèrement accélérée. Malheureusement, son prix a subi une augmentation hors de proportion, et après être resté à peu près stationnaire depuis 1812 jusqu'à 1840, il a augmenté de plus de

60 0/0 depuis cette époque, ce qui est regrettable au point de vue de l'alimentation publique.

NEUVIÈME LEÇON.

Mode de préparation des aliments. — Viande crue, grillée, rôtie, bouillie. — Bouillon. — Osmazôme. — Bouillons divers. — Thé de bœuf. — Extraits de viande. — Jus de viande. — Gélatine. — Poudre de viande.
Gibiers. — Gibier ailé. — Volailles.
Reptiles. — Grenouilles. — Tortues.
Poissons. — Digestibilité des différents poissons.
Annelés. — Homards, etc.
Mollusques. — Huîtres, moules, escargots.
Lait. — Composition. — Différences. — Allaitement des jeunes enfants ; précautions à prendre. — Altération et conservation, du lait. — Usages du lait. — Beurre. — Fromages.
Œufs. — Composition, qualités, altération et conservation.

MESDAMES, MESSIEURS,

Le *mode de préparation des aliments* n'est pas sans influence sur leurs qualités nutritives et surtout sur leur digestibilité. On doit, en les préparant, se proposer quatre buts : 1° Coaguler l'albumine et le sang, ce qui rend la viande plus agréable à la vue ; 2° rendre les tissus divisibles, tendres et d'un goût agréable, ce qui facilite la mastication et la digestion ; 3° procurer une certaine température qui communique de la chaleur à l'organisme ; 1° tuer les parasites qui peuvent se rencontrer dans les tissus (ladrerie, trichinose, etc.).

La *viande crue* est très digestive, car sa dissolution dans l'estomac, est beaucoup plus facile que lorsqu'elle est cuite. En effet, les glandes de l'estomac sécrètent deux substances servant à la digestion : un acide et de la pepsine. Or, la viande crue peut être digérée par l'acide seul, tandis que la pepsine est indispensable pour la digestion des viandes cuites ou bouillies. Aussi, la viande crue convient-elle bien aux dyspeptiques, dans certaines diarrhées chroniques, dans l'anémie, etc. Elle est particulièrement recommandable aux enfants sevrés prématurément.

Les *viandes grillées*, saignantes, conviennent aussi dans la majorité des cas, et soulèvent surtout moins de répugnance que la viande complètement crue. Elles doivent être rapidement cuites, de façon à coaguler seulement l'albumine qui empêche ainsi les sucs de s'échapper. La *viande rôtie* est moins bonne à cause de la difficulté qu'on a à la bien préparer, et de l'inégalité de cuisson qui en résulte. Aussi doit-on lui préférer la viande grillée pour les malades.

La viande fricassée en *ragoût* est aussi très nutritive mais plus difficile à préparer que les précédentes, à cause des substances grasses qui entrent forcément dans leur préparation. Quant à la *viande bouillie*, elle a le grand inconvénient de perdre son fumet par l'ébullition et cela d'autant plus qu'elle fait un meilleur bouillon.

Le *bouillon* est produit par la cuisson d'une viande quelconque plongée pendant assez longtemps dans de l'eau portée à l'ébullition. Il faut 4 ou 5 heures pour le produire et on a l'habitude au bout d'une heure ou deux, d'y ajouter des légumes pour le colorer et l'aromatiser. La quantité d'eau au début, doit être calculée de façon qu'elle puisse se réduire d'un tiers par l'ébullition, sans que la viande cesse d'être submergée. Le bouillon ainsi obtenu est un extrait complexe de viande, appelé osmazôme, de graisse et de gélatine. L'*osmazôme* pure est le produit de l'évaporation dans le vide de la viande épuisée par l'eau froide. Sa couleur est brune. Elle est aromatique et se donne à la dose de 2 à 10 grammes. Mais, contrairement à ce qu'on pouvait penser, elle est à peine nourrissante, car ses principes ne sont pas assimilés et on les retrouve complètement dans l'urine, par laquelle ils sont éliminés.

Le *bouillon* n'est pas un aliment à proprement parler, mais bien plutôt un excitant de la digestion. Il existe en effet un certain nombre d'aliments qui n'ont pour but que d'exciter le fonctionnement des glandes de l'estomac sans être nourrissants par eux-mêmes. Le suc gastrique, produit abondamment par cette excitation, digère ensuite les aliments véritablement nutritifs qui sont ingérés dans l'estomac, et qui auraient été impuissants par eux-mêmes, à produire une sécrétion du suc gastrique suffisante. Le bouillon appartient à ce groupe spécial d'aliments. Il est facile à digérer, et est absorbé très rapidement. Aussi, répare-t-il promptement, mais pour peu de temps il est vrai, et d'une façon fictive en quelque sorte, les pertes de l'organisme.

On peut faire des bouillons avec toutes sortes de viandes. Le plus communément employé, est le bouillon de bœuf. Mais cependant d'après certains auteurs, le bouillon de mouton et surtout le bouillon de poulet, auraient une valeur nutritive bien supérieure. Aussi, est-ce ce dernier qu'on donne généralement aux convalescents. On peut encore faire du bouillon avec du veau, mais il est peu nourrissant, comme le veau lui-même. Enfin, on a imaginé des bouillons de grenouilles et de colimaçons. Mais leur usage est trop peu répandu pour que j'y insiste. Leur valeur nutritive ne présente d'ailleurs aucun avantage bien spécial sur les autres bouillons, qu'on a plus facilement à sa disposition. Ils peuvent cependant être utiles dans certaines affections de l'estomac.

Le *thé de bœuf* s'obtient en plaçant de la viande coupée en morceaux dans de l'eau froide, avec des condiments variés, et en élevant progressivement la température jusqu'à l'ébullition qui ne doit pas dépasser deux ou trois minutes. On presse alors la viande dans une serviette, et on obtient ainsi un bouillon aussi substantiel que possible. Le thé de bœuf constitue une excellente boisson pour les convalescents.

Je dois vous dire quelques mots des extraits de viande, et en particulier de l'*extrait de viande Liebig*, qui a joui d'une très grande vogue, quoique absolument à tort. Cet extrait ne représente que du bouillon concentré, privé de graisse et de gélatine, qui en s'altérant, empêche le bouillon ordinaire de se conserver. Il faut bien savoir, contrairement à une opinion encore trop répandue dans le public, que non seulement ces extraits sont peu nutritifs, mais qu'ils peuvent même, à forte dose, constituer de véritables poisons, grâce à la grande quantité de chlorure de potassium qu'ils renferment. On doit donc s'en abstenir. Il n'en est pas de même du *jus de viande* qui convient au contraire très bien aux convalescents, aux anémiques, etc., etc.

A un certain moment, on vanta beaucoup les qualités nutritives de la *gélatine*. Malheureusement, les expériences qu'on a faites ont démontré tout le contraire, et on a dû y renoncer. La gélatine provenant de la coction des os dans le bouillon, n'en a pas moins une certaine utilité dans sa préparation.

Depuis quelques années, on emploie beaucoup la viande réduite en poudre par des procédés divers que je n'ai pas à rapporter ici. Cette *poudre de viande* représente sous un petit volume la totalité des principes nutritifs de la viande. Dans certains cas on y ajoute en outre des peptones pour faciliter encore la digestion. La poudre de viande se donne à la dose de 2 à 4 cuillerées à bouche par jour. Chaque cuillerée représente environ 150 à 180 grammes de viande crue. On peut la prendre de différentes façons, en cachets, par exemple. Mais il est préférable de la jeter dans du bouillon très chaud, avec lequel elle forme un liquide un peu épais ressemblant à du tapioca ; ou encore on la délaye dans du lait auquel on ajoute un peu de rhum pour en masquer le goût et l'odeur.

Grâce à la grande quantité de viande qu'elle représente sous un petit volume, elle permet de nourrir facilement les débilités, les anémiques, tous ceux qui ont le dégoût de la nourriture et surtout de la viande. Elle est très employée, par exemple, chez les tuberculeux, et aussi chez les enfants affaiblis, dans la convalescence de maladies aiguës. Elle rend encore de grands services dans l'alimentation forcée des aliénés qui refusent toute nourriture et qu'on est obligé de nourrir par la sonde œsophagienne, introduite comme vous le savez, par une narine. En mélangeant la poudre de viande à du lait ou du bouillon, et en y joignant un ou deux œufs, on constitue ainsi un repas suffisant. Aussi l'emploi de la poudre de viande se répand-il de plus en plus et à juste titre (1).

1. Voir : *Manuel*, t. II, p. 228 et t. III, p. 83.

Gibiers. — Il n'y a pas que la viande des animaux domestiques qui soit utilisée dans l'alimentation. On emploie encore avec avantage le gibier. Les principaux gibiers, au moins dans nos pays, sont le lièvre, le lapin, le sanglier, le cerf, le chevreuil, etc. Leur chair est plus noire, plus sanguine, plus ferme et moins grasse que celle des animaux de boucherie. Leur digestibilité est également grande. Aussi, ne doit-on pas les donner aux gens débilités, dont les fonctions digestives sont difficiles. Mais lorsqu'on a la force de les digérer, c'est une alimentation très puissante. Il ne faut pas en abuser cependant, car elle détermine facilement de la constipation, des troubles digestifs ou des éruptions de la peau. Les *gibiers ailés* sont surtout les perdrix, les cailles, les bécasses, les faisans, les coqs de bruyère, dont la chair a un parfum spécial qui les fait rechercher et est très riche en fibrine.

Les oiseaux de basse-cour ou *volailles* les plus employés, sont les poulets, les dindons, les pigeons, les oies et les canards. Leur chair présente les mêmes qualités que celle du gibier ailé. Elle a un goût agréable, mais moins de fumet. Le poulet, le pigeon et le dindon, sont les plus faciles à digérer et leur chair est plus blanche. La digestibilité de l'oie et du canard dont la chair est plus dense et plus grasse, est au contraire moins grande. En engraissant par le gavage les poulets, on obtient les poulardes et les chapons: par l'engraissement des oies et des canards, on cherche surtout à développer le foie de ces animaux qui peut atteindre ainsi un volume considérable, et constitue alors le foie gras qui sert à fabriquer des pâtés.

On emploie aussi certains *reptiles* dans l'alimentation. Les deux principaux sont les *grenouilles* et les *tortues*. Les cuisses de grenouilles constituent un mets délicat qui convient bien dans certaines affections du tube digestif. Leur chair vaut presque celle des poulets. La tortue s'emploie surtout pour faire un bouillon qui est assez recherché, mais la soupe à la tortue est peu digestive.

Poissons. — La chair des poissons est moins nourrissante que la viande de boucherie, car elle renferme une plus grande quantité d'eau et plus de gélatine, qui, nous l'avons vu, est peu nutritive. Les poissons sont souvent mal digérés et déterminent quelquefois des éruptions à la peau, chez les goutteux, les arthritiques, ou, en vertu d'une prédisposition spéciale, et chez les gens atteints d'affections cutanées. Néanmoins leur rôle dans l'alimentation est considérable, et sur certaines côtes maritimes, ils en forment la base.

On peut au point de vue de leurs qualités nutritives ranger avec M. le professeur Bouchardat, les poissons en quatre catégories :

1° *Poissons à chair blanche, modérément grasse, d'une digestion facile.* — Tels sont la truite, la perche, la morue fraîche, le merlan, le turbot, la sole, etc., qu'on prescrit ordinairement aux convalescents qui reviennent à une nourriture solide ;

2° *Poissons à chair plus dense ou grasse, quelquefois colorée.* — Saumon, alose, maquereau, thon, brochet, carpe, anchois, hareng, sardine, goujon, etc., tous assez digestifs.

3° *Poissons très gras, d'une digestion difficile,* quoique estimés pour la plupart, à cause de leur saveur agréable : anguille, murène, congres, anguille de mer, lamproie, etc.

4° *Poissons vénéneux* qu'on rencontre rarement dans nos régions, mais qu'on trouve surtout dans les mers des tropiques.

L'altération du poisson peut aussi, dans certains cas, être une cause d véritable empoisonnement.

On désigne en histoire naturelle sous le nom d'*annelés*, à cause de leur forme, certaines espèces aquatiques, dont quelques-unes nous fournissent des aliments très recherchés : tels sont les écrevisses, les homards, les langoustes, les crevettes, etc., etc. Chez certaines personnes prédisposées, ces animaux produisent de l'urticaire ou diverses autres manifestations du côté de la peau, ainsi que des troubles digestifs. On doit les proscrire aux dyspeptiques et aux gens atteints d'affections cutanées. Pour rendre leur saveur plus grande et faciliter leur digestion on a l'habitude de les assaisonner avec des condiments énergiques, qui conviennent en effet très peu aux malades de ce genre.

Mollusques. — Les plus employés et les plus recherchés, sont les *huîtres*, qui offrent des variétés assez nombreuses et dont chacune a sa saveur spéciale, plus ou moins estimée. On les élève dans des parcs où on ne les prend que pendant huit mois de l'année, du mois de septembre au mois de mai, pour les livrer à la consommation. Elles se mangent crues et sont ainsi d'une digestion très facile. Elles contiennent de l'iode et de plus, sont toujours absorbées avec une certaine quantité d'eau de mer renfermant des principes minéraux. De sorte qu'en leur associant un aliment gras, tel que du beurre et du pain, on a une alimentation complète qui par sa légèreté convient tout à fait aux convalescents, aux phtisiques, aux scrofuleux, etc., etc. Elles peuvent, prises en excès, occasionner de légers empoisonnements, et cela surtout au mois de septembre sans qu'on connaisse lé motif de cette particularité. Les *moules* sont aussi un excellent aliment, mais moins recherché que les huîtres. Elles produisent très fréquemment de l'urticaire avec de véritables phénomènes d'empoisonnement : nausées, vomissements, anxiété précordiale, accélération du pouls, céphalalgie, respiration difficile, sueurs froides, etc.

Les *escargots* de certains pays, en particulier de la Bourgogne, sont très recherchés. Ils sont préférables l'hiver et quand ils ont un peu jeûné. Très difficiles à digérer, ils nécessitent pour leur préparation des assaisonnements très énergiques, et pour ces deux motifs, ne conviennent pas du tout aux estomacs délicats.

Lait. — Comme je vous l'ai déjà dit, le lait est un type d'aliment complet. Il contient en effet les différents matériaux alimentaires : Des corps gras, le beurre ; des substances azotées, la caséine, l'albumine, la lacto-protéine ; des matières sucrées, le sucre de lait ; enfin, des sels inorganiques divers, et en particulier du phosphate de chaux, nécessaire pour le développement des os. La proportion de ces différentes substances est très variable, suivant l'espèce animale, suivant que l'époque de la parturition est plus ou moins rapprochée, suivant même le moment de la traite.

Je n'insiste pas ici sur les différences qui existent entre les laits de femme, de vache, d'ânesse, de jument et de chèvre, ce qui nous entraînerait beaucoup trop loin. Mais ce qu'il faut savoir, c'est qu'ils ne peuvent pas être donnés indifféremment à un enfant. Le lait de vache, par exemple, est beaucoup trop fort pour un nouveau-né, et doit être coupé dans de certaines proportions avec de l'eau distillée ou bouillie, par moitié dans les premiers temps de l'existence, puis de moins en moins à mesure que l'enfant grandit, de telle sorte que vers cinq ou six mois, il prenne le lait de vache complètement pur. Quand on est obligé de recourir à cet allaitement artificiel pour les enfants, il faut employer toujours du lait absolument frais, provenant autant que possible toujours de la même vache, et aussitôt que possible après la traite. Au bout de peu de temps en effet, surtout l'été, le lait se modifie sous l'influence de la fermentation, et en même temps la graisse s'est séparée, n'est plus émulsionnée et est venue à la surface sous forme de crème, de sorte que le lait qui est en dessous est loin d'avoir la même valeur nutritive. Si on ne peut l'employer de suite, il vaut mieux le faire bouillir pour le conserver, quoique cette opération lui enlève de ses qualités et de son goût.

Dans les premiers jours après la naissance, c'est le lait d'ânesse qui convient le mieux à défaut du lait de femme qui est en effet le véritable aliment de l'enfant nouveau-né. Les femmes en sécrètent environ 1.330 grammes par jour, et la force de ce lait va croissant avec l'âge de l'enfant, de sorte qu'il reste toujours approprié à ses besoins. Quand il est insuffisant, on s'en aperçoit vite à l'amaigrissement de l'enfant qui est souvent pris en même temps de diarrhée verte. Aussi, faut-il peser l'enfant presque tous les jours, pour s'assurer qu'il augmente régulièrement de 25 à 30 grammes par jour, comme il doit le faire lorsqu'il a une alimentation suffisante. Dès qu'on le voit diminuer de poids et avoir des selles vertes, il faut se hâter de le changer de nourrice, et s'il était élevé au biberon avec du lait de vache, de le mettre au lait de femme. Ce sont là des préceptes sur lesquels on ne saurait trop insister, car la majorité des enfants nouveau-nés meurent du fait d'une alimentation insuffisante ou non appropriée.

Le lait de vache est le plus employé pour les usages journaliers des adultes. C'est un liquide blanc, ayant quelquefois une teinte légèrement bleuâtre, et plus lourd que l'eau. Quand on le soumet à l'ébullition, il se forme à la surface une pellicule constituée par de la caséine à l'état insoluble. Quand on le laisse se coaguler lentement, la graisse monte à la surface et forme la crème au-dessous de laquelle se trouve ce qu'on nomme le petit-lait. C'est par le battage de cette crème dans des barattes qu'on obtient le *beurre*, dont nous allons parler tout à l'heure.

Le lait s'altère facilement : alcalin, au moment où on vient de le traire, il devient rapidement acide. Il peut même subir la fermentation alcoolique, et le lait ainsi fermenté porte le nom de *Képhir*. La coagulation du lait produite par la fermentation acide, sépare le lait en deux parties : le *lait caillé*, contenant la caséine dont on fait le *fromage*, et le *petit-lait*, qui contient ce qui reste de sels et de sucre dissous dans l'eau.

En le maintenant à la température de 0°, en y mettant du bicarbonate de soude pour empêcher sa coagulation, ou en le faisant bouillir, on peut conserver le lait, bien que dans ces conditions il soit loin de présenter les mêmes qualités que le lait frais.

L'homme, je vous l'ai déjà dit, peut vivre exclusivement avec du lait, surtout s'il y ajoute du pain, qui est lui aussi, un aliment complet. Jusqu'à deux ans, ce doit être l'aliment presque exclusif de l'enfant. Au delà il n'est plus suffisant pour pourvoir au développement si rapide qu'on subit dans les premières années de la vie. Il présente une grande utilité dans les maladies de l'estomac, car il est le plus souvent toléré et bien digéré, alors que tout autre aliment est rejeté. Dans la diarrhée chronique des pays chauds il rend de grands services, et il est vraiment souverain dans les maladies des reins, lorsqu'il y a de l'albumine dans les urines. On l'emploie aussi avec avantage dans les cas d'hydropisie, dans les maladies de cœur arrivées à leur dernière période, etc., etc. On l'emploie encore dans les convalescences, dans certaines consomptions, alors que l'estomac est trop affaibli pour supporter des aliments solides.

Le *beurre* est produit par le battage dans des barattes de la crème qui vient par le repos surnager à la surface du lait. Le beurre existe tout formé dans le lait, sous forme de fins globules, qui ne sont autre chose que de la graisse, et qui sont émulsionnés dans le lait. En se réunissant entre eux, ils forment la crème, et le battage de cette crème a pour but d'en exprimer toute la partie aqueuse ou sérum, et les substances qui y sont dissoutes, et de ne conserver que la graisse condensée. Le beurre varie suivant l'alimentation de l'animal, et aussi suivant son mode de préparation. Il s'altère spontanément avec le temps, il rancit et acquiert alors un goût et une odeur très désagréables. Pour le conserver, on peut soit le maintenir au froid, soit le saler, ou le sucrer. Mais, le mieux est encore de le faire fondre, car on détruit ainsi tous les germes capables de le faire fermenter.

Fromages. — Les fromages s'obtiennent par la coagulation rapide du lait par la présure, ou bien en l'abandonnant à la coagulation spontanée, sous l'influence de la fermentation. Le premier procédé donne des fromages durs, et le second des fromages mous.

On peut avec M. le professeur Lacassagne, distinguer quatre espèces de fromages: 1° des fromages frais et non salés, très digestifs et nutritifs (neufchâtels, fromages blancs et à la crème) ; 2° les fromages salés et fermentés (brie, camembert, marolles), qui, à cause de leur alcalinité, peuvent être utilisés dans les dyspepsies acides ; 3° les fromages durs (gruyère, hollande), d'une digestion assez difficile ; 4° les fromages friables obtenus par fermentation acide (roquefort), excitant et provoquant la soif.

Le fromage forme avec le pain un excellent aliment. Associé à un repas, il facilite la digestion par l'excitation qu'il produit.

Œufs. — L'œuf est commé le lait, un aliment complet, quoiqu'il fournisse moins de chaleur que lui à l'organisme. Pour être bon, la condition essentielle est qu'il soit parfaitement frais. Il contient de l'albumine, de l'eau et des sels minéraux qui composent surtout le blanc, et une grande quantité de graisse dont est surtout constitué le jaune. L'œuf s'altère facilement par putréfaction et il se forme alors de l'hydrogène sulfuré facilement reconnaissable à son odeur. Aussi a-t-on cherché des procédés pour les conserver. On peut les garder dans des cendres, de la sciure de bois ; les vernir, ou mieux les plonger dans de l'eau de chaux à saturation et les conserver ensuite au frais, et à une température constante.

Le meilleur procédé pour les manger quand ils sont frais, est de les plonger dans l'eau bouillante pendant deux ou trois minutes, de manière à coaguler légèrement, mais non complètement l'albumine, qui se digérerait alors moins facilement. Je n'ai pas à vous dire ici les autres modes de préparation des œufs qui ne modifient en rien leurs qualités nutritives et par conséquent n'ont pas d'intérêt.

DIXIÈME LEÇON.

MESDAMES, MESSIEURS,

Les aliments formés par le *règne végétal,* sont pour la majeure partie composés d'hydrogène, d'oxygène et de carbone, c'est-à-dire de substances ternaires, et c'est précisément ce qui les fait rechercher pour les associer à l'alimentation animale, composée au contraire presque exclusivement de substances quaternaires. Ces matériaux quaternaires, c'est-à-dire renfermant de l'azote, se rencontrent cependant, mais presque toujours en petite quantité, dans les végétaux. Avant de passer en revue les aliments les plus usuels que nous procure le règne végétal, je dois vous dire quelques mots des substances principales qui composent les végétaux, car, au point de vue des maladies, il importe souvent de savoir quels légumes ou quels fruits on doit conseiller ou proscrire.

Les végétaux renferment de l'*amidon*, du *sucre* et des *graisses* (substances ternaires), et une substance azotée qui se rencontre en dissolution dans les sucs végétaux, la *légumine*.

L'*amidon* se trouve dans la plupart des plantes, et principalement dans les graines et les racines. Il s'y présente sous la forme de petits grains blancs microscopiques, qui se logent entre les cellules des plantes. On l'extrait en broyant ou râpant, et lavant ensuite ces plantes. Pour être digéré, l'amidon doit être bien cuit. Sous l'influence de la salive ou de certains ferments, il se transforme très facilement en sucre. Aussi ne doit-on pas donner de végétaux qui en contiennent aux diabétiques, chez lesquels on doit éviter tout ce qui peut favoriser la formation du sucre dans leur économie.

Le *sucre* se rencontre du reste en nature dans un assez grand nombre des végétaux, et particulièrement dans les fruits. Les plantes qui en contiennent sont plus faciles à digérer que celles qui renferment de l'amidon. Quand les légumes contiennent à la fois du sucre et de l'amidon, on doit les manger cuits.

Enfin, certaines graines comme le lin, le chènevis, ou certains fruits, comme les amandes, les olives, les noix, etc., renferment des *huiles* qui sont employées dans l'alimentation, et à propos desquelles je n'ai rien à ajouter à ce que je vous ai dit de la digestion des matières grasses, dans les aliments d'origine animale.

Ceci dit, sans nous occuper des classifications proposées pour étudier les aliments végétaux, nous allons passer en revue les *légumes*, les *fruits* et les *céréales*.

Légumes.

Le terme de légumes ne s'applique à aucune catégorie scientifique de plantes. Il sert seulement à désigner dans le langage usuel des végétaux très variés, servant soit en totalité, soit par certaines de leurs parties (fleurs, feuilles, racines, tiges), à l'alimentation.

On peut diviser les légumes en légumes *herbacés*, et légumes *féculents*. Les légumes herbacés se divisent à leur tour en deux catégories : légumes *azotés*, légumes *acides* et *salins*.

Les principaux *légumes azotés* sont les choux, le cresson, la laitue, les champignons, les truffes, etc. Le *chou* nécessite une longue coction pour être digestif. Le *cresson* et les *salades* sont utiles chez les malades atteints de coliques hépatiques ou néphrétiques. La chicorée, la laitue, les artichauts, les épinards, conviennent bien aux diabétiques et aux gens obèses. Les *champignons*, au point de vue hygiénique, se distinguent tout naturellement en champignons *alimentaires* et champignons *vénéneux*. Parmi les espèces comestibles, il n'y en a guère que trois généralement employées, le champignon de couche, le champignon champêtre ou pratelle et le cèpe. Pour être bien digérés, les champignons demandent à subir une mastication parfaite, car c'est un aliment assez lourd.

Y a-t-il un procédé pour distinguer les champignons comestibles des vénéneux ? On a l'habitude de dire que les mauvais ne sont pas mangés par les animaux, qu'ils noircissent l'étain, l'oignon, l'argenterie ; qu'ils poussent dans les bois, etc. Autant d'erreurs. Les caractères suivants au contraire, permettent de rejeter d'emblée les champignons suspects: l'odeur et la saveur repoussantes ou âcres, le changement de couleur qui devient bleue ou noire à l'air; les champignons à collier et à laines verdâtres ou à collier adhérent et à laines blanches.

Le mieux est de s'en tenir aux trois ou quatre espèces bien connues comme bonnes et à rejeter tous les champignons seulement douteux. Si on est empoisonné, la première chose à faire est d'administrer un vomitif et un purgatif, puis de faire absorber du café à haute dose, en attendant le médecin.

Les *truffes* sont une espèce de champignons qu'on cultive seulement dans certaines régions de la France et particulièrement dans le Périgord. C'est un aliment encore plus indigeste que les champignons, mais recherché pour sa saveur et qui n'a pas d'intérêt spécial pour nous.

Les légumes *acides et salins* sont l'oseille, la tomate, la chicorée, etc., etc. L'oseille renferme de l'oxalate acide de potasse ; l'aubergine et la tomate, des malates et des citrates de potasse, de soude ou de chaux. Aussi défend-on ces légumes aux goutteux et aux gens atteints de gravelle. L'asperge, grâce à l'acétate qu'elle contient, augmente la sécrétion de l'urine.

Les légumes *féculents* sont les haricots, les pois, les lentilles, les fèves, etc., et les racines féculentes. Ces légumes renferment une grande quantité d'amidon. Ils contiennent une grande proportion de matières azotées et très peu de carbonées, aussi faut-il pour compléter l'alimentation, leur associer des substances grasses, qui elles, sont riches au contraire en matériaux carbonés. La substance azotée spéciale des haricots et autres graines analogues, est la légumine qui est très digestive quand elle est convenablement cuite. Mais si l'eau l'a fait durcir, elle est au contraire difficile à digérer, et c'est ce qui arrive quand on emploie pour faire cuire les légumes, une eau qui renferme une trop grande quantité de chaux.

Certaines *racines* sont très riches en fécule : telles sont les pommes de terre, les navets, les betteraves, les carottes, les salsifis, etc., etc.

La *pomme de terre*, importée en France par Parmentier, peut remplacer le pain, et associée à de la viande grasse et du sel, elle constitue une alimentation complète. C'est ce qui se pratique du reste en Angleterre. Mais par elle seule elle ne saurait être un aliment complet.

Les végétaux herbacés conviennent bien dans les pays chauds, mais ils sont insuffisants pour l'alimentation. Grâce à leur acidité, ils facilitent la digestion, quand on les associe à la viande et au pain. Certains d'entre eux, en particulier, excitent la digestion par certaines saveurs que leur communiquent des sulfures. Tels sont l'ail, l'oignon, le radis, le raifort, etc., etc. L'absence complète et prolongée d'aliments végétaux, comme cela arrivait autrefois sur les navires, est la principale cause du scorbut. Par contre, une alimentation exclusivement végétale est débilitante et ne peut convenir aux personnes qui travaillent et auxquelles l'alimentation animale est indispensable.

Fruits.

Au point de vue de l'hygiène, on peut les classer suivant le principe alimentaire qui y domine : sucre, fécule, acide, eau, etc., et en distinguer ainsi sept catégories.

Les fruits *acides* sont les citrons, les oranges, les groseilles, les grenades, les cerises, les framboises, les pêches, les pommes, etc. La quantité des acides qu'ils renferment augmente avec la maturité, mais leur action est alors contrebalancée par le sucre qui a augmenté aussi. Grâce à leur acidité, certains de ces fruits sont légèrement laxatifs, et peuvent être utiles dans la goutte et la gravelle.

Les fruits *sucrés* sont les poires, le raisin, les dattes, les figues, les prunes, etc. Leur saveur est bien différente suivant l'époque de la maturité. L'âcreté qu'ils présentent quand ils sont verts tient à la présence d'une substance analogue à du tannin qui disparaît quand le fruit mûrit et est remplacée par du sucre. Dans certaines affections du foie, dans le diabète, dans l'obésité, et certaines maladies de l'estomac, on soumet quelquefois les malades à ce qu'on appelle une *cure de raisin*, qui consiste à faire manger chaque jour au malade jusqu'à 3 et 5 kilogr. de raisin. Cette méthode aurait donné de bons résultats. On peut faire aussi des cures analogues avec des cerises, des framboises, etc.

Les fruits *astringents* demandent ordinairement

pour être employés, d'avoir subi une maturation excessive. Tels sont les nèfles. Les cormes et les coings s'emploient ordinairement cuits et servent à faire des tisanes contre la diarrhée.

Les fruits *huileux* (amandes, noix, noisettes, olive), peuvent être employés à l'état naturel comme desserts. Dans ce cas on leur reproche, et avec raison, d'être indigestes. Mais c'est surtout l'industrie qui s'en sert pour en extraire l'huile, et vous connaissez tous les huiles d'olives, de noix et d'amandes douces, dont les deux premières sont employées comme assaisonnement dans la cuisine, et dont la dernière est surtout utilisée en thérapeutique.

Des fruits *aqueux* comme le melon et la pastèque, je ne vous dirai que peu de chose. Souvent indigestes, ils provoquent facilement en outre des troubles intestinaux s'ils sont pris en trop grande quantité.

Les fruits *aromatiques*, comme les abricots, ne présentent rien de bien particulier au point de vue de leurs qualités spéciales qui sont celles des fruits acides ou sucrés dont ils font partie pour la plupart, mais qui s'en distinguent par leur saveur agréable.

Enfin, les fruits *féculents* constituent, dans certains pays surtout, un aliment très important. Chez nous, le principal est la châtaigne. Mais dans les régions tropicales il existe un arbre qui porte le nom *d'arbre à pain*, à cause de ses fruits qui se rapprochent en effet beaucoup du pain, et qui ont dans ces pays une réelle importance.

Les fruits, malgré leurs qualités, ne sauraient, pas plus que les légumes, fournir une alimentation complète et suffisante. Mais grâce à leurs principes acides et sucrés, à leur arome, ils sont des excitants de la digestion. Ils calment la soif et conviennent surtout dans l'alimentation des pays chauds. Les gens sédentaires, goutteux ou atteints de gravelle, s'en trouvent bien en général. Dans aucun cas ils ne doivent être pris en excès, surtout pendant les chaleurs de l'été où les troubles digestifs naissent facilement.

Céréales.

Les principales céréales sont le blé, le seigle, l'orge, l'avoine, le riz, le maïs et le sarrasin. En soumettant les graines de céréales à la mouture, on obtient de la *farine*. On en sépare le *son*, formé par l'enveloppe de ces graines, quoique le son soit nourrissant par lui-même, mais il rend le pain moins digestible. On l'emploie surtout pour nourrir des animaux, et en médecine on l'utilise pour faire des bains sédatifs et adoucissants. Le pain de son agit bien contre la constipation.

Ce qu'il nous importe surtout d'étudier, c'est la farine et le pain.

Pour être bonne, une *farine* doit être blanche ou un peu jaunâtre, ne présenter aucun grumeau, n'avoir ni saveur acide, ni odeur, et former une pâte filante quand on la mélange avec de l'eau.

La farine peut être *altérée* par certains parasites animaux ou végétaux, par des maladies de la céréale qui l'a produite, comme l'*ergot de seigle*, ou encore par le mélange d'autres graines telles que l'ivraie, la nielle, la vesce, etc., etc. Comme tous les autres produits alimentaires, la farine est *falsifiée* par l'addition

de poudres minérales, comme le plâtre, la craie, etc.,
ou de farines étrangères, d'amidon, de fécule. On reconnaît ces différentes fraudes, soit par le microscope,
soit par l'analyse chimique.

Toutes les farines contiennent en proportions variables de l'amidon, du sucre, de la dextrine, des matières grasses, du gluten et des matières azotées et
une petite quantité de substances minérales. Si on
range les farines suivant la quantité de matières azotées qu'elles renferment, c'est-à-dire suivant leur
valeur nutritive, nous les avons dans l'ordre suivant:
en premier lieu, le froment, puis bien en arrière
l'avoine, et un peu plus loin et presque au même rang
l'orge, le seigle et le maïs. Le riz ne vient que bien
après. Très pauvre en gluten, il est au contraire très
riche en matières féculentes. Aussi, tandis que les premières farines sont propres à faire du pain, il est impossible d'en faire avec le riz.

Le *pain* est produit par la cuisson de la farine des
céréales, mélangée avec de l'eau, et à laquelle on
ajoute du sel et du levain. Pour fabriquer le pain on
commence par faire une pâte en imbibant la farine
avec de l'eau et on pétrit cette pâte de façon à ce
qu'elle soit parfaitement homogène. On ajoute alors
un peu de levûre de bière ou de levain. Le levain est
constitué par de la pâte de pain moisi qui renferme
un petit champignon spécial, microscopique, qui
germe avec une grande rapidité. On laisse la pâte ainsi
préparée, à une température de 20° à 25° pendant quelques heures. Il se produit alors par le fait de la végétation de la levure de bière ou du levain, une fermentation qui amène des modifications chimiques dont le
résultat est la formation d'acide carbonique. Cet acide,
vous le savez, est un gaz, et comme tous les gaz il
tend à se dégager à mesure qu'il se forme. C'est ainsi

qu'il forme dans la pâto de petites bulles qui la gon-
flent. On dit alors que la pâte se lève. C'est à ce moment qu'on met le pain, auquel on a donné des formes
variées, à cuire dans un four à une température d'environ 200 degrés. Cette haute température arrête la
fermentation et fait complètement sortir le gaz. Mais
en même temps la pâte se trouve saisie et fixée dans
la forme qu'elle avait prise intérieurement sous l'influence des petites bulles gazeuses qui s'y dégageaient.
Aussi présente-t-elle de nombreux trous qui la rendent
plus légère et plus facile à digérer. C'est à la légèreté,
à l'élasticité de la mie qu'on reconnaît que le pain est
bien cuit. Une mie épaisse, sans trous, est au contraire un signe que la fermentation a été insuffisante,
et le pain dans ces conditions, est indigeste.

À la surface, le pain saisi par une chaleur plus forte
qu'à l'intérieur, où elle n'atteint que 100° environ,
est plus cuit et présente une couleur fauve, qui ne
doit pas être d'un brun trop foncé. Pour être bon, le
pain doit être en outre sonore, lisse, et présenter la
même consistance en tous les points.

Le pain contient environ 30 à 40 0/0 d'eau et c'est
surtout la mie qui en renferme. Par l'évaporation à
l'air, le pain peut perdre 20 à 25 grammes d'eau par
kilogramme en vingt-quatre heures. On doit donc
avoir soin de ne pas le conserver dans un endroit trop
sec. Mais il ne faut pas tomber dans l'excès contraire,
car il y naît facilement des moisissures qui l'altèrent.
Avec le temps, et sans même perdre de son eau, le
pain durcit. Mais au point de vue nutritif, il n'y a pas
de différence appréciable entre le pain *tendre* et le
pain *rassis* et il suffit de chauffer ce dernier pour le
rendre tendre.

La coloration du *pain bis* tient à l'existence d'un
ferment spécial, la céréaline, contenu dans le son et

sous l'influence duquel il se produit principalement une substance brune, colorante. Le pain ainsi coloré est moins nutritif que le pain blanc.

Le pain de froment forme la base de l'alimentation et associé à la viande, il constitue en effet l'aliment complet et réparateur type pour l'homme qui travaille.

Il existe de nombreuses variétés de pain de froment. Le *pain de gruau* est fait avec la fleur de la farine de froment. Il est plus blanc, mais moins nourrissant que le pain fait avec la seconde farine. On obtient le *pain viennois* en remplaçant un cinquième de l'eau du pétrissage par du lait, et les *petits pains au lait* en employant presque exclusivement du lait ; les *croissants* renferment un œuf ou deux par kilogramme de farine.

On fait aussi des *pains de gluten* pur en ajoutant du gluten pendant le pétrissage. Ils ne sont guère employés que pour les diabétiques, chez lesquels ils favorisent moins la formation du sucre que le pain ordinaire.

Le *biscuit* est un pain dans la pâte duquel il n'entre qu'un 10e d'eau. On le prépare sans sel ni levain, sous forme de tablettes percées de trous assez nombreux par où les gaz s'échappent, ce qui l'empêche de lever, et lui permet ainsi d'occuper un très petit volume.

Après le pain de froment, c'est le pain de seigle qui est le plus employé, quoique sa valeur nutritive soit moins grande que celle des pains d'avoine et d'orge, ainsi que vous l'avez vu à propos des farines de ces céréales, sans doute à cause de leur saveur aromatique spéciale.

Le *maïs* joue un rôle important dans l'alimentation en Italie, en Espagne et dans l'Amérique du Sud, mais est peu employé chez nous, quoiqu'il soit presque aussi riche en azote que le blé. Toutefois, il est peu propre à la panification et on l'emploie surtout en galettes et en bouillies.

Le *riz* forme la base de l'alimentation en Orient. Pour être nourrissant, il doit être pris en trop grande quantité, à cause de sa pauvreté en principes réparateurs. Il ne saurait suffire dans nos régions tempérées ou froides, où nous avons besoin d'une grande calorification pour subvenir aux fortes dépenses de force que nous faisons.

Condiments.

Les condiments ne sont pas des aliments à proprement parler, mais ils interviennent dans l'alimentation pour en rehausser la saveur et en favoriser la digestion. Ce sont des assaisonnements plus ou moins utiles dans la préparation des aliments. D'après M. Bouchardat, ils excitent l'appétit en flattant le goût ; certains, comme le sucre et le sel, servent à conserver les aliments ; en excitant la muqueuse du tube digestif, ils favorisent la sécrétion des sucs digestifs. Dans certains cas, ils détruisent certains ferments organisés ou dirigent la fermentation digestive. On doit en user modérément, principalement les femmes et les enfants, et leur abus peut causer des inflammations du tube digestif ou de la peau. Par contre leur privation absolue, en particulier pour le sel, a de graves inconvénients.

De tous les condiments, le *sel* est le plus usité et le plus nécessaire. Il est même indispensable à la nutrition, car les os, les cartilages, les muscles, en contiennent de notables quantités. L'homme doit en consommer de 12 à 30 grammes par jour. Sa présence dans le sang est nécessaire à la vitalité des globules rouges qui forment la partie essentielle du sang. Vous voyez donc de quelle importance il est dans l'alimentation. En très faible quantité dans l'eau potable, il la rend plus facile à digérer. Son action sur la muqueuse de la langue augmente la sécrétion de la salive et du suc gastrique. Aussi son usage est-il universel et les animaux eux-mêmes partagent le goût de l'homme pour le sel. On a remarqué que les animaux auxquels on donne du sel ont plus de vivacité, ont le poil plus luisant et plus fourni, ce qui indique chez eux une meilleure santé. Les femelles privées de sel deviennent infécondes.

Le sel nous est exclusivement fourni par l'eau de mer qui en contient une forte proportion et on l'obtient en laissant évaporer cette eau sur de vastes espaces unis et divisés en petits compartiments qu'on appelle *marais salants*.

Les principaux *condiments acides* sont le vinaigre, le verjus et le citron. Le plus employé est le *vinaigre* qu'on obtient par la fermentation acétique du vin sous l'influence d'un ferment spécial. C'est le meilleur. Mais on peut aussi avoir du vinaigre d'alcool ou du vinaigre de bois qu'il ne faut pas consommer. Le citron renferme de l'acide citrique, et le verjus de l'acide malique et de l'acide tartrique. Cette variété de condiments excite les sécrétions du tube digestif et facilite ainsi la digestion de certaines substances, en particulier de la viande, et surtout du poisson. En modifiant les matériaux constitutifs de la salade, il en favorise la digestibilité. Mais il ne faut pas en abuser car ils agissent sur la constitution du sang, et chez les nourrices ils diminuent le nombre des globules du lait, d'où le précepte de leur proscrire la salade en trop grande quantité.

Les deux principaux *condiments sucrés* sont le sucre et le miel. Nous avons déjà rencontré le sucre dans les aliments végétaux et particulièrement dans les fruits. Le *sucre* nous est fourni principalement par une espèce de roseau, la canne à sucre, qu'on cultive en grand dans l'Amérique du Sud. Le *miel* est une sorte de sucre qui, lui, est fourni par le règne animal, car il est, comme vous le savez, sécrété par les abeilles.

Quelle que soit son origine, le sucre a une grande importance dans la nutrition et on en trouve toujours une certaine proportion dans le sang. Il subit dans l'organisme des modifications chimiques continuelles, et au niveau du foie en particulier, il se transforme en graisse. Si le sucre existe en trop grande quantité dans l'économie, il détermine une maladie connue sous le nom de diabète, et l'excès de sucre est révélé par sa présence dans l'urine. On doit donc éviter tous les mets sucrés aux diabétiques, et aussi les féculents qui se transforment en effet en sucre dans l'économie.

Le sucre et surtout le miel, ont un certain pouvoir laxatif.

Les *condiments gras* sont la graisse, le beurre, le lait, les huiles, etc. Nous avons déjà étudié ces différentes substances, et je n'y reviens pas ici.

Enfin, la dernière classe de condiments sont les *condiments aromatiques*, poivre, piments, moutarde, oignon, ail, persil, cerfeuil, cannelle, muscade, etc., qui doivent leurs propriétés à des essences, à des acides aromatiques, ou à des résines. Certains d'entre eux, comme le poivre, aident à la conservation des aliments, ou favorisent les fermentations digestives. Pris en excès, surtout lorsqu'ils sont trop énergiques, trop concentrés, au lieu d'exciter simplement la muqueuse digestive, ils l'irritent et peuvent l'enflammer. A dose modérée au contraire, ils favorisent la digestion en même temps qu'ils excitent l'appétit par leur odeur et leur saveur.

ONZIÈME LEÇON.

Conserves alimentaires. — Conservation des viandes. — Procédé Appert. — Fumage. — Salage. — Dessiccation. — Réfrigération. Enrobement.

Falsification des aliments. — Lait; beurre; huiles.

Régime alimentaire. — Ration d'entretien et ration de travail. — Conditions d'une bonne digestion.

Boissons. — Boissons aqueuses; — fermentées; alcooliques; — aromatiques.

Eau. — Caractères d'une eau potable. — Altérations de l'eau potable. — Rôle de l'eau dans l'alimentation. — Choix d'une eau potable : eau de source, de pluie, de neige et de glace, de puits, de rivière, de marais. — Distribution des eaux. — Eaux d'égouts : épuration et utilisation. — Conservation des eaux potables; — grandes villes; — navires.

Filtres. — Diverses variétés.

Règles d'hygiène pour l'eau prise en boissons.

MESDAMES, MESSIEURS,

Ce n'est pas tout de préparer les aliments, il faut encore pouvoir les conserver un certain temps. On a cherché de tout temps des procédés permettant de garantir la viande et les autres substances alimentaires de la putréaction , mais c'est dans la seconde moitié de ce siècle que ces procédés se sont surtout perfectionnés. La putréfaction ne peut s'opérer que sous l'influence de germes spéciaux qui, apportés par l'air, se développent grâce à un certain degré de température, d'humidité, grâce à l'oxygène ou à la lumière. Il s'agit donc, soit de détruire ces germes, soit de les empêcher de se développer.

Pour *détruire les germes* on peut employer trois procédés : le procédé Appert, le fumage ou boucanage, et les antiseptiques.

Dans le procédé Appert on enferme les substances alimentaires aux trois quarts cuites dans des boîtes en fer-blanc qu'on soude hermétiquement après avoir rempli complètement tous les vides avec du jus ou de la graisse. On porte ensuite ces boîtes à une température de 110° au bain-marie. On peut aussi, ce qui vaut mieux, faire bouillir l'aliment dans la boîte elle-même fermée. Au moment où la vapeur d'eau de l'intérieur fait bomber le couvercle, on fait une petite ouverture pour la laisser échapper et on soude aussitôt après. On peut conserver ainsi la viande pendant fort longtemps. Ce procédé est appliqué aussi aux volailles et aux légumes et il rend des services énormes pour l'approvisionnement des navires.

Le *fumage* ou *boucanage* consiste à exposer pendant un certain temps les viandes à la fumée de copeaux de chêne, de sapin ou de hêtre. C'est par ce procédé que sont préparés le bœuf fumé de Hambourg et le jambon d'York.

Le fumage agit surtout par la créosote que renferme la fumée, créosote qui est un *antiseptique* puissant. La salaison est également un procédé antiseptique très répandu. On l'emploie surtout pour conserver la viande de porc, mais on peut s'en servir aussi pour le bœuf, et plus spécialement pour certains poissons, la morue par exemple. La salaison a l'inconvénient de rendre la viande difficile à digérer, et est inférieure comme méthode au fumage. — On a préconisé aussi la conservation par le sucre.

Les procédés ayant pour but d'empêcher le *développement des germes* sont au nombre de deux principaux : la dessiccation et le froid.

La *dessiccation* est un procédé très économique et facile à appliquer, dont on se sert surtout dans les pays chauds. Il consiste tout simplement à découper la viande en lanières et à l'exposer au soleil jusqu'à ce qu'elle ait perdu une certaine quantité de son eau. Chez nous on peut la dessécher en l'exposant dans des étuves à courant d'air sec, ou encore en la comprimant avec une presse hydraulique. On recueille le jus qu'on dessèche à son tour et qui produit ainsi un aliment assez substantiel. On emploie également la dessiccation pour la conservation des légumes et des graines, particulièrement les céréales. Le lait lui-même peut être parfaitement conservé par ce procédé.

La *réfrigération* est peut-être le meilleur procédé de conservation pour la viande et le poisson. Mais il faut se hâter de les faire cuire dès qu'ils sont retirés de la glace, car ils se putréfient alors très rapidement. Ce procédé est déjà très employé pour transporter des viandes d'Australie et d'Amérique en Europe.

On peut encore conserver les substances alimentaires en les mettant simplement à l'abri de l'air, grâce à une substance imperméable dont on les entoure. Tel est le procédé de l'*enrobement*, qu'on associe généralement aux différentes autres méthodes dont nous venons de parler. Il consiste à placer la substance alimentaire dans de la graisse, ou de l'huile, ou de la gélatine. C'est ainsi qu'on conserve les pâtés de foie gras, les sardines et autres espèces de poissons.

Falsification des aliments. — Je vous ai déjà parlé des diverses falsifications des farines. Je veux maintenant vous dire quelques mots de celles que subissent le lait, le beurre et les huiles.

Le *lait* est un des produits les plus falsifiés. Presque toujours on l'écrème avant de le vendre, et bien souvent on lui ajoute encore de l'eau. Cette addition d'eau lui donnant une couleur bleuâtre assez facilement reconnaissable, on ajoute de l'amidon pour lui rendre sa coloration blanche et son opacité. Il est facile de reconnaître ces falsifications, fort heureusement. Je ne parle pas de l'analyse chimique qui est évidemment le procédé le plus exact, mais qui n'est pas à la portée de tout le monde et n'est pas assez rapide d'ailleurs. Mais il est facile, au microscope, de reconnaître la présence des grains d'amidon. En outre le lait doit présenter une certaine densité qu'on peut apprécier très rapidement avec un petit appareil, le lacto-densimètre, analogue à ceux dont on se sert pour mesurer le degré des alcools. Quand la densité est au-dessous de la moyenne, c'est qu'il y a eu addition d'eau. Mais comme la suppression de la crème augmente la densité du lait, il en résulte que ces deux falsifications concordent pour donner au lait sa densité normale et qu'il est plus prudent pour le marchand de falsifier son lait deux fois qu'une. On peut cependant encore dépister cette fraude au moyen d'un petit appareil qu'on plonge dans le lait. On laisse reposer le lait pendant 24 heures et au bout de ce temps, si le lait est bon, la couche de crème qui vient surnager à la surface doit avoir une épaisseur déterminée qui se trouve indiquée par des divisions du petit appareil.

On falsifie le *beurre* en introduisant au centre, des graisses à bon marché, du beurre de qualité inférieure ou même des pommes de terre râpées. Mais ces fraudes sont trop grossières et la principale falsification est celle qui consiste à mélanger au beurre de la *margarine*, qui n'est autre chose que de la graisse de rognons de bœuf, malaxée avec de la glande mammaire de vache, et qu'on colore artificiellement pour lui donner l'apparence du beurre. Un genre de falsification du beurre est aussi la coloration qu'on cherche à lui donner dans certains pays avec des substances qui ne sont pas toujours inoffensives.

C'est surtout l'*huile d'olive* qui, à cause de son prix élevé, est l'objet de falsifications. On la mélange avec de l'huile d'œillette, de sésame, de faîne, de noix, etc. qui n'ont ni son odeur, ni sa saveur. On peut reconnaître ces diverses fraudes par la recherche de sa densité qu'on obtient facilement au moyen de petits appareils semblables à ceux qu'on emploie pour le lait, le vin, etc., ou encore par certaines réactions chimiques sur lesquelles je ne saurais insister ici.

Régime alimentaire. — Nous avons vu plus haut l'alimentation qui convenait à l'enfant en bas âge, alimentation consistant presque exclusivement en lait jusqu'à deux ans environ. Mais à partir de ce moment, le lait serait insuffisant à fournir au travail de développement considérable qui se produit pendant la jeunesse et l'adolescence, et qui nécessite une alimentation très nutritive dans laquelle les substances azotées, comme la viande et le pain, devront tenir la plus grande place, ainsi qu'une assez forte proportion d'éléments minéraux pour former les os. On ne devra pas négliger non plus les aliments végétaux, surtout dans les saisons chaudes ; ils sont du reste nécessaires à une bonne alimentation. Je ne puis insister davantage ici sur le régime à adopter suivant les différents âges de la vie jusqu'à l'âge adulte et je préfère m'occuper de suite de la ration alimentaire nécessaire pour un homme dans la force de l'âge et en particulier d'un homme qui travaille. Je prendrai pour type l'ouvrier de nos pays, car suivant les différentes races, les différents climats surtout, les proportions ne sont plus les mêmes. Les habitants des pays chauds, par exemple, ont une nourriture beaucoup moins abondante et substantielle que ceux des pays froids.

On a cherché à établir des chiffres représentant la quantité de viande, de pain et de graisse nécessaire pour fournir à l'économie une quantité de carbone et d'azote suffisante à réparer les pertes. Il y a dans cette question deux choses à considérer : la quantité nécessaire pour un individu qui ne travaille pas, et qu'on appelle la *ration d'entretien*, et la quantité supplémentaire que doit prendre un homme qui travaille, dite *ration de travail*.

On est arrivé aux chiffres suivants pour la ration d'entretien : 829 grammes de pain, 239 grammes de viande et 60 grammes de graisse, qui représentent 280 grammes de carbone et 20 grammes d'azote. Pour la ration de travail il faut 361 grammes de pain, 175 grammes de viande, et 33 grammes de graisse, soit 170 grammes de carbone et 8, 75 d'azote. Il en résulte que pour un ouvrier la ration totale de la journée doit être de 1.190 grammes de pain, 414 grammes de viande et 93 grammes de graisse. On obtiendrait le maximum de travail avec le régime suivant adopté par une compagnie de chemin de fer: 660 grammes de viande, 550 grammes de pain, 1.000 grammes de pommes de terre et 1.000 grammes de bière.

Conditions d'une bonne digestion. — Mais s'il est indispensable d'avoir une ration alimentaire suffisante, il n'est pas moins nécessaire d'en bien profiter, c'est-à-dire de l'assimiler aussi complètement que possible, et cela grâce à une bonne digestion. Quelles sont donc les meilleures conditions à rechercher pour bien digérer? Tout d'abord il est nécessaire que les aliments renferment tous les principes nécessaires à la vie et autant que possible en proportion relative convenable. Mais cela ne suffit pas et il est très utile de varier ces aliments si complets qu'ils soient. Au bout d'un certain temps ils deviennent insuffisants, et la satiété qui résulte de leur long emploi abolit l'appétit. Notre digestion est presque entièrement soustraite à l'action de notre volonté et la plupart des phénomènes digestifs se passent à notre insu et sans que nous puissions les modifier. Néanmoins. il n'en est pas ainsi à la partie supérieure du tube digestif où les aliments sont au contraire soumis à une action mécanique volontaire de notre part: la mastication.

Elle a pour but de broyer les aliments et en même temps de les imprégner de salive dont la sécrétion se trouve évitée alors. Elle est indispensable pour la bonne digestion du pain et des féculents en particulier, qui sont transformés en effet d'une manière très importante par la salive.

Il ne faut pas prendre non plus de nourriture en excès et s'arrêter dès que la sensation de faim est satisfaite. Rien n'est plus facile pour les adultes chez lesquels cette sensation est bien appréciée, mais il n'en est pas de même des enfants qui doivent être très surveillés à cet égard par les personnes qui en sont chargées. Enfin les repas doivent être pris aussi régulièrement que possible.

Tous ces préceptes qui éviteraient à tant de gens la dyspepsie, la goutte, l'obésité, etc., doivent être tout spécialement observés dans les soins à donner aux malades. Les infirmières ne sauraient apporter trop de surveillance à la façon dont les malades et surtout les enfants et les vieillards prennent leur nourriture. Chez certains d'entre eux, particulièrement chez les aliénés, chez les idiots ou même chez certains vieillards, qu'on est obligé de faire manger, il faut savoir user d'une grande patience, et ne pas céder à leur gloutonnerie pour en avoir plus tôt fini avec eux. Souvent, en effet, on a vu de ces malades s'étrangler avec des morceaux trop volumineux qui s'arrêtaient au niveau du larynx et l'obstruaient. Ces accidents seraient plus rares si les infirmiers et les infirmières chargés du soin de ces malades y prenaient plus garde et leur préparaient mieux leurs aliments.

Boissons.

On a l'habitude de diviser les boissons en quatre catégories: boissons *aqueuses, fermentées, alcooliques et aromatiques.*

Eau. — L'eau est la substance la plus répandue dans notre économie ; elle entre pour une énorme proportion dans la constitution de tous nos organes.

Nous perdons une partie de cette eau par la sueur, et surtout par les urines. Il faut donc remplacer cette perte en associant des boissons aqueuses à notre alimentation solide.

L'eau se trouve dans la nature dans différentes conditions, qui font qu'elle est ou non potable. On rencontre de l'eau douce, courante ou stagnante, de l'eau de mer, et des eaux minérales. De ces trois espèces d'eau, la première seule, l'eau douce est potable, et doit uniquement nous occuper ici. L'eau de mer n'est pas potable, et quant aux eaux minérales, leurs usages sont du ressort de la médecine et non de l'hygiène.

Tout d'abord quels sont les caractères d'une bonne *eau potable*? C'est là une question dont on ne se préoccupe guère en général et qui a pourtant une importance considérable, aujourd'hui surtout qu'il est à peu près démontré que certaines maladies infectieuses, comme la fièvre typhoïde par exemple, sont propagées par l'eau. M. le professeur Gautier résume ainsi les qualités qu'elle doit réunir : elle doit être limpide, incolore, sans odeur, fraîche, d'une saveur agréable et légère, aérée, le plus possible exempte de substances organiques. Elle doit tenir en dissolution une petite quantité de matières salines, spécialement du bicarbonate de chaux, un peu de silice et de sel marin, en proportion telle que cette eau ne soit ni saumâtre, ni salée, ni douceâtre, et qu'elle permette la cuisson parfaite des aliments. On s'assure de son aération en la faisant bouillir : on voit alors se dégager de petites bulles d'air qui viennent éclater à la surface. L'eau distillée, quoique pure n'est pas bonne à cause de ce défaut d'aération. L'oxygène, en effet, rend l'eau plus légère et en facilite la digestion. On s'aperçoit égale-

ment en la faisant bouillir si l'eau contient trop de
sels calcaires : dans ce cas, elle se trouble et les sels se
précipitent au fond du vase. On peut encore s'en
assurer en y dissolvant du savon : une eau trop chargée de chaux le dissout mal et présente des grumeaux.
Elle cuit mal les légumes et les durcit au lieu de les
attendrir. Cette eau quand elle contient plus de 1 p. 100
de sels de chaux, est impropre à l'alimentation. C'est ce
qu'on appelle de l'eau *séléniteuse.* Elle est pesante,
crue, et est très indigeste.

Altération de l'eau potable. — Nous avons dit qu'une
bonne eau ne devait pas renfermer de substances organiques. C'est en effet là la cause d'altération de l'eau
dont il faut tenir le plus grand compte, quoique les
caractères que nous avons signalés plus haut comme
distinctifs d'une eau potable puissent se présenter
même avec cette altération. Le meilleur signe qu'une
eau est saine, c'est la façon dont se comportent les
animaux et les végétaux qui y vivent. Dès qu'une eau
est altérée, les poissons s'y agitent, et finissent par y
périr. Il en est de même des mollusques. Quant aux
plantes vertes, la plus sensible est le cresson de fon-
taine. Quand il pousse dans un cours d'eau, on peut
être certain de la bonne qualité de cette eau. Certaines
autres plantes, quoique moins délicates, ne tardent
pas non plus à périr dès que l'eau est tant soit peu
altérée. Les eaux courantes sont ordinairement alté-
rées par les eaux provenant des vidanges, des fabriques de poudrette et d'engrais, des cartonneries, des
tanneries, etc., qui leur enlèvent l'oxygène qu'elles
contiennent et y rendent ainsi la vie impossible. Elles
y développent en même temps de l'hydrogène sulfuré
dont les émanations infectent.

Rôle de l'eau. — Avant de faire choix d'une eau potable, voyons en quelques mots le rôle de l'eau dans l'alimentation. L'eau est un véritable aliment. C'est le type des boissons, c'est la plus indispensable. L'eau est digestive, car elle favorise les échanges dans l'économie, et elle facilite en même temps l'action du suc gastrique qu'elle dilue et à qui elle permet ainsi d'imprégner mieux les aliments. Grâce aux sels de chaux qu'elle renferme, elle aide au développement et à l'entretien des os. Du reste, il suffit de savoir que l'eau entre pour les deux tiers dans notre organisme pour nous rendre compte de l'importance qu'elle joue dans l'alimentation.

Choix d'une eau potable. — *L'eau de source* est la meilleure à tous les points de vue, à moins que dans les terrains qu'elle traverse, elle ne soit altérée par une trop grande quantité de sels qui s'y dissolvent. *L'eau de pluie* entraîne avec elle beaucoup de substances organiques qui voltigent en l'air, et aussi une certaine quantité d'ammoniaque. Mais elle en renferme beaucoup moins quand la pluie tombe depuis un certain temps. Elle est alors très pure et suffisamment aérée. Mais elle ne renferme pas les sels nécessaires à une bonne digestion et on doit les y ajouter pour la rendre potable. On doit surtout éviter de la recueillir après qu'elle a coulé sur les toits et la recevoir directement si on veut l'employer à l'alimentation. Les *eaux de neige et de glace* sont mauvaises. Elles renferment beaucoup de substances organiques et minérales et sont insuffisamment aérées. Aussi sont-elles peu digestibles et occasionnent-elles des troubles intestinaux. L'eau *de puits* doit être évitée autant que possible. Sa qualité varie du reste avec les terrains d'où elle vient, mais elle est très sujette à s'altérer à cause des filtrations qui peuvent se produire des terrains avoisinants renfermant des liquides putréfiés. Les *eaux des fleuves et des rivières* sont très bonnes, à condition qu'elles ne reçoivent pas les déjections et toutes les impuretés des villes qu'elles traversent. L'*eau stagnante*, comme celle des marais, des lacs, des étangs, est en général mauvaise à boire, à cause de la grande quantité de matières organiques qu'elle contient, et souvent aussi de la présence de certains gaz odorants qui en altèrent le goût. On doit la purifier en la faisant bouillir puis l'aérant, si on est obligé d'en consommer de grandes quantités.

Distribution des eaux. — Pour pouvoir distribuer l'eau dans les différents quartiers des villes, il faut l'élever à une certaine hauteur, pour qu'elle atteigne les étages supérieurs. On l'élève dans de vastes réservoirs au moyen de turbines ou de machines à vapeur, ce qui est très coûteux, ou bien, comme faisaient les anciens, on l'amène de sources plus ou moins éloignées au moyen d'aqueducs. Des réservoirs ou des aqueducs, l'eau circule ensuite dans des tuyaux de fonte, qui doivent être trois fois plus gros que le courant d'eau qui y circule pour empêcher que les dépôts que produisent certaines eaux calcaires ne les encrassent trop vite. A ces tuyaux de fonte, font suite des tuyaux d'étain de diamètre beaucoup plus petit qui amènent l'eau dans l'intérieur des appartements. Ces tuyaux ne doivent pas contenir de plomb du tout, car l'eau peut les attaquer et il se forme des sels de plomb qui provoquent, quand on les ingère, des coliques de plomb, et tous les accidents du saturnisme.

Eaux d'égouts. — Ces eaux renferment de l'eau de puits, des eaux ménagères, des eaux industrielles, et souvent des déjections solides ou liquides. On comprend combien elles doivent altérer l'eau des fleuves et des rivières dans lesquelles elles se jettent; mais en même temps, elles renferment une grande quantité de matières utilisables pour l'agriculture. Aussi a-t-on songé à les épurer et à les utiliser. Les procédés employés dans ce but, peuvent être de trois sortes : mécaniques, chimiques ou agricoles.

Les procédés mécaniques consistent d'abord dans les *barrages* qui maintiennent les eaux dans de grands réservoirs où, par le repos, les substances suspendues dans l'eau tombent au fond. On laisse écouler seulement la partie superficielle qui surnage. Mais l'épuration ainsi obtenue est incomplète. On peut *filtrer* ces eaux, mais ce procédé est impossible à appliquer à de grandes masses d'eau. Parmi les procédés chimiques très nombreux qu'on a préconisés, il en est un qui donne d'assez bons résultats: c'est d'ajouter dans les réservoirs où on maintient l'eau, 5 centigrammes d'alun par litre, grâce à quoi une grande partie des matières organiques et argileuses sont entraînées au fond. Mais on n'en supprime guère ainsi qu'un tiers.

Le dernier procédé consiste dans la *filtration* des eaux d'égouts à travers un sol naturellement ou artificiellement perméable avec *utilisation agricole* des éléments fertilisants par la végétation. Le sol est en effet l'épurateur le plus parfait des eaux chargées de matières organiques, ainsi qu'on peut en juger par les eaux de source qui proviennent souvent d'eaux superficielles souillées par des matières végétales et animales et qui ne doivent leur limpidité qu'à leur passage à travers le sol. — Lorsque les eaux d'égouts sont versées sur un sol meuble, les matériaux insolubles sont tout d'abord retenus dans les couches supérieures du sol qui agit comme un filtre mécanique. L'eau débarrassée de ces matériaux insolubles descend plus bas et le sol s'en imbibe. L'eau se trouve ainsi très divisée et alors, sous l'influence de l'air confiné dans le sol les matières organiques qu'elle contenait encore sont détruites. En passant ainsi à travers les différentes couches du sol, l'eau se clarifie en abandonnant aux racines des végétaux tous les éléments fertilisants organiques et minéraux qui l'altéraient, et va ensuite rejoindre la nappe d'eau souterraine qu'elle ne peut plus infecter. Ce procédé expérimenté en France dans certaines villes depuis des siècles et depuis quelques années, aux portes de Paris, à Gennevilliers, et pratiqué sur une beaucoup plus large échelle à l'étranger, paraît jusqu'ici, de l'avis des hommes les plus compétents, donner les meilleurs résultats.

Conservation des eaux potables.—On est obligé pour parer aux besoins de la consommation, de faire des provisions d'eau, par exemple dans les villes et sur les navires. Or l'eau, si pure qu'elle soit, peut s'altérer plus ou moins rapidement par le fait de la présence de germes végétaux et animaux qui peuvent s'y développer. Pour éviter cette putréfaction de l'eau on doit avoir des réservoirs aussi profonds que possible et d'une faible surface, et en outre, à l'abri autant qu'on peut de l'action de l'air et de la lumière. Il faut en outre, les nettoyer avec soin de temps à autre. Sur terre, ces réservoirs sont en fer vitrifié, ou en pierre, en béton recouvert de ciment hydraulique. Sur les navires on emploie des fûts goudronnés ou des réservoirs en tôle galvanisée. Mais le plus simple est, comme on le fait aujourd'hui sur les navires, de distiller l'eau de mer au lieu d'emporter une provision d'eau douce qui peut être insuffisante et qu'on est obligé d'employer avec trop de parcimonie. Pour la rendre potable, il suffit comme à l'eau distillée ordinaire de l'aérer et au besoin d'y ajouter les substances qu'on trouve dans l'eau douce naturelle. — L'impureté de l'eau a fait adopter l'habitude de filtrer celle qu'on destine à l'alimentation. On a inventé un grand nombre de *filtres portatifs* dont je dois vous dire quelques mots.

Dans les filtres Fonvielle, l'eau traverse sous pression des matières filtrantes, éponge, gravier, brique pilée, etc., renfermées dans des compartiments séparés. Dans les filtres Souchon, la matière filtrante est de la laine bien dégraissée, pétrie avec de l'argile, puis lavée et serrée enfin entre des claies. On a construit aussi de petits filtres de campagne, qu'on peut utiliser dans l'armée et où l'eau est filtrée à travers du charbon aggloméré formé de coke et de charbon animal. Enfin, dans les filtres Chamberland, très répandus aujourd'hui, l'eau filtre sous une pression assez forte à travers de la porcelaine. La filtration se fait lentement, mais c'est jusqu'ici le procédé qui donne le meilleur résultat.

Règles d'hygiène pour l'eau prise en boissons.—L'eau, comme tous les aliments, ne doit pas être prise d'une façon inconsidérée, car suivant sa température, la quantité ingérée et ses qualités, elle a des indications spéciales ou des inconvénients dont je veux rapidement vous parler.

Quand on est à jeun, en transpiration, il est très mauvais de prendre de l'eau trop froide, surtout en quantité assez grande. Il peut en résulter des vomissements, des coliques, et quelquefois même la mort par syncope. Il n'est pas bon non plus de boire trop chaud, car l'eau chaude congestionne l'estomac, arrête la digestion et, en outre, exagère la sécrétion de la sueur. Prise en quantité immodérée, elle peut provoquer de la dilatation de l'estomac et de la dyspepsie. Prise en quantité insuffisante, la digestion est plus lente, la constipation est habituelle, et la goutte et la gravelle se développent plus facilement chez les individus qui y sont prédisposés.

Mais, c'est surtout par ses altérations que l'eau a une influence considérable sur la santé publique. En effet, par les germes qu'elle transporte elle peut propager la fièvre typhoïde et le choléra. On l'a accusée aussi dans certains pays, de produire le goitre et le crétinisme. Les eaux chargées de matières organiques sont surtout à redouter, et sont capables de produire la dysenterie.

DOUZIÈME LEÇON.

Boissons fermentées. — Vins. — Composition. — Fabrication. — Diverses variétés. — Conservation. — Altérations. — Falsifications. — Rôle du vin dans l'alimentation. — Règles hygiéniques.
Cidre. — Poiré. — Fabrication. — Variétés. — Composition. — Altérations. — Falsifications.
Bière. — Composition. — Fabrication. — Altérations et falsifications. — Valeur hygiénique. — Consommation à Paris.
Spiritueux et liqueurs. — Eaux-de-vie. — Tafia. — Rhum. — Liqueurs sucrées et aromatiques. — Alcoolisme et ses dangers. — Rôle de l'alcool dans l'alimentation.
Boissons aromatiques. — Café. — Thé. — Chocolat.

Mesdames, Messieurs,

De toutes les boissons fermentées le *vin* est la plus employée et la plus importante, aussi est-il connu depuis la plus haute antiquité. C'est le produit de la fermentation du jus de raisin. La composition du vin est des plus complexes. C'est l'eau qui y tient la plus grande place; mais au point de vue hygiénique et physiologique c'est l'alcool qui joue le principal rôle. La proportion d'alcool varie du reste beaucoup suivant les vins, et oscille entre 5 et 15 0/0.

L'enveloppe des grains de raisin renferme une certaine quantité de tannin qui reste dans le vin et sert à sa conservation. Les matières colorantes proviennent aussi de la grappe, des pépins et de la pellicule d'enveloppe. Il existe un certain nombre d'éthers divers qui donnent au vin son bouquet. Le vin renferme aussi toujours des acides soit libres, soit à l'état de sels et en particulier de l'acide tartrique sous forme de crème de tartre. On y rencontre enfin des sucres, de la glycérine, des traces de sels de potasse, de soude, etc...

Pour *fabriquer* le vin on écrase les grappes et on met le tout, aussi bien la grappe, les pépins et l'enveloppe des grains que le jus qui en est sorti, dans une cuve où s'opère la fermentation. Sous l'influence de cette fermentation le sucre de raisin se transforme en alcool et en acide carbonique. Au bout d'un certain temps on tire le vin de la cuve pour le mettre dans des tonneaux où se continuent encore mais très lentement les transformations chimiques qui se sont opérées dans la cuve. On ajoute aussi à ce premier soutirage le jus qu'on extrait encore en pressurant de nouveau les matières solides qui sont restées dans la cuve.

L'alcool du vin résultant de la transformation du sucre de raisin, plus le raisin contiendra de sucre, plus le raisin sera fort en alcool.

Telle est en peu de mots la fabrication des vins

rouges. Mais pour obtenir les autres variétés de vin on est obligé d'opérer un peu différemment. Pour obtenir les *vins blancs* par exemple on n'emploie que le jus et on laisse de côté la grappe, les pépins et l'enveloppe des grains, puisque ce sont ces parties qui fournissent les matières colorantes du vin. Le *vin de Champagne* est un vin blanc mis en bouteille avant que la fermentation soit achevée. Elle se continue donc dans la bouteille, et l'acide carbonique qui en résulte ne pouvant sortir grâce à la fermeture hermétique reste dissous dans le vin. C'est en s'échappant qu'il fait sauter le bouchon et mousser le vin. Si l'on veut avoir du *vin sucré* il suffit d'arrêter la fermentation avant que tout le sucre ait été transformé en alcool et en acide carbonique. Si, au contraire, on veut obtenir des *vins spiritueux* il faut pousser la fermentation jusqu'à ce que tout le sucre ait été transformé. On peut même augmenter la quantité d'alcool en ajoutant du sucre dans la cuve.

On peut diviser les vins, comme le fait le professeur Bouchardat, en cinq catégories, suivant la prédominance de tel ou tel principe. Ce sont: 1° les vins alcooliques, *vins secs*, comme le Madère et le Marsala ayant 23 et 25 0/0 d'alcool; 2° les *vins sucrés* comme le Malaga et le Lunel; 3° les *vins astringents* avec bouquet comme l'Ermitage ou sans bouquet comme le Cahors; 4° les *vins acides* avec bouquet comme ceux du Rhin ou sans bouquet comme ceux d'Argenteuil; 5° enfin les *vins mousseux* dont le type est le Champagne. A côté de ces vins il en existe une seconde classe très importante où les différents principes caractéristiques sont unis d'une façon harmonieuse, et dans laquelle rentrent les vins de Bourgogne, de Médoc, du Midi, qui ont du bouquet, et les vins de

Bordeaux et de Bourgogne communs, sans bouquet.

Chacun de ces vins a des qualités spéciales. Les vins de Bordeaux, très riches en tannin, sont toniques et conviennent bien aux convalescents. Il en est de même des vins alcooliques secs ou sucrés qui peuvent avec avantage remplacer l'eau-de-vie comme toniques. Les vins mixtes sont ceux qui conviennent le mieux pour les usages ordinaires.

Pour *se conserver* il est nécessaire que le vin renferme une certaine quantité d'alcool. Pour l'empêcher de s'altérer on emploie deux procédés : le coupage et le vinage. Le *coupage* consiste à mélanger plusieurs vins divers de façon à constituer un vin mixte. Quoique inférieurs à un bon vin naturel les coupages sont en général agréables et sains. Le *vinage* consiste dans l'addition d'une certaine quantité d'alcool au vin. On peut l'ajouter soit dans la cuve, soit une fois que le vin est soutiré. Le premier procédé est le meilleur surtout si la fermentation n'est pas encore terminée quand on ajoute l'alcool. On peut par ce procédé employer certains vins qui autrement ne se conserveraient pas. Malheureusement cette pratique prête souvent à la fraude en permettant d'ajouter de l'eau sans changer le titre du vin et de le mélanger avec un vin très coloré. Aussi les avis sont-ils très partagés sur la question de savoir si l'on doit ou non autoriser le vinage.

Dans certains pays on emploie aussi le *plâtrage* qui a pour but d'augmenter la coloration du vin en même temps que d'empêcher ses altérations. Ce procédé est interdit car il a pour résultat de substituer à un sel inoffensif, un autre sel au contraire très actif.

Pour être sûr de la bonne conservation du vin il faut avant de le mettre en bouteilles que sa limpidité soit parfaite. Pour l'obtenir on colle le vin rouge avec des blancs d'œu's, et les blancs avec de la colle de poisson. On peut encore les chauffer ou les congeler. Toutes ces pratiques ont pour but d'éliminer les ferments et les germes qui sont les principaux facteurs de l'altération du vin.

Les *altérations* du vin sont l'*acidité* due à un excès d'acide acétique qui finit par transformer le vin en vinaigre. On peut y rémédier, si l'on s'y prend à temps, en ajoutant du tartrate neutre de potasse qui neutralise l'acide acétique. La *graisse* est une maladie des vins blancs qui les rend filants comme du blanc d'œuf, et qui se développe sous l'influence d'un ferment spécial qu'on peut précipiter en ajoutant du tannin. Certains vins peuvent prendre à la longue une *amertume* très prononcée par le fait d'un ferment particulier qu'il est presque impossible de combattre. Enfin sous l'influence de certains champignons étudiés par Pasteur les vins deviennent *tournés*, *piqués*, *bottés*, altérations qu'on peut combattre ainsi que le recommande Pasteur, en faisant chauffer les vins.

Mais le vin n'est pas seulement exposé à des altérations spontanées, et c'est un des aliments les plus falsifiés. Les *falsifications* du vin sont très nombreuses. La plus simple consiste à ajouter de l'eau. L'abondance ainsi obtenue n'a plus aucune des qualités agréables du vin. C'est une boisson insipide, et d'une saveur un peu aigrelette, qui n'a pas plus d'action que de l'eau pure.

Le fait d'ajouter du sucre, de l'alcool, de mélanger des vins de provenances différentes n'a pas d'action nuisible sur la santé et ne constitue une fraude qu'en permettant de faire passer un vin artificiel pour un vin naturel de qualité supérieure et de le vendre en conséquence. Mais souvent on ne se contente pas de ces falsifications et on ajoute au vin des matières colorantes dangereuses pour la santé, et en particulier de la fucshine, ou de l'alun, des sels de cuivre et de plomb, etc., etc.

Quel est le *rôle du vin* dans l'alimentation? Le vin agit surtout par l'alcool qu'il contient, mais son action qui porte surtout sur le système nerveux est tempérée par la présence des acides qui lui sont associés. Le tannin et les matières colorantes paraissent avoir une certaine action sur l'estomac. En outre le vin n'a pas besoin pour être absorbé des ferments digestifs qui interviennent dans la digestion des autres aliments, d'où son indication dans certaines affections de l'estomac. Il est tonique et fortifiant et comme son absorption se fait beaucoup plus lentement que celle de l'eau-de-vie, son action est plus longue et présente plus d'avantages que si elle était brusque.

Si le vin est utile aux adultes qui travaillent, il n'a guère d'utilité et peut même être nuisible dans la première enfance. La femme doit en consommer d'une façon modérée et en moindre quantité que l'homme.

Quant aux vieillards, certains vins généreux leur conviennent bien pour stimuler leur appétit et réveiller leurs forces. Nous verrons plus loin à propos de l'alcool les dangers de l'abus du vin.

Cidre. — C'est une boisson produite par la fermentation de pommes mûres écrasées. En employant des poires au lieu de pommes on a le *poiré*. Sa fabrication est des plus simples: on broie les pommes et on en exprime avec de fortes presses le jus qu'on abandonne ensuite à une température de 10 à 15 degrés et qui subit une fermentation analogue à celle du vin ou de la bière.

Suivant l'espèce des pommes employées on a des cidres de qualité différente. Avec les *pommes douces* on a un cidre léger, qui renferme peu d'alcool, et qui se conserve très mal. Avec les *pommes amères* on obtient un cidre très alcoolisé et qui se conserve bien. Enfin les *pommes aigres* donnent un cidre moyennement alcoolisé, qui s'altère avec le temps et prend une coloration noirâtre à l'air.

Le poiré renferme plus d'alcool que le cidre. Tous deux en contiennent moins que le vin. De plus, ils sont moins riches que lui en tannin, aussi se conservent-ils assez mal. Outre l'alcool, le sucre, certains sels et l'eau qui sont les mêmes que dans le vin on trouve encore dans le cidre de l'amidon, de la gomme, de l'albumine végétale, etc., etc.

Le cidre est une boisson agréable, rafraîchissante, mais qui est d'une digestion assez difficile. L'abus du cidre donne souvent lieu à de la diarrhée, à des gastralgies, surtout chez les gens qui n'y sont pas habitués.

Le cidre peut *s'altérer* assez rapidement sous l'influence de deux causes principales : du développement de moisissures constituées par de petits champignons microscopiques, et de la transformation d'un de ses acides en un autre acide dont l'innocuité paraît douteuse.

Les *falsifications* qu'on fait subir au cidre sont de deux sortes. La première est l'addition d'eau et n'a pas d'inconvénients pour la santé. L'autre, beaucoup plus sérieuse, dangereuse même, consiste dans l'emploi de sels de plomb pour clarifier le cidre. Cette pratique peut provoquer de véritables empoisonnements.

Bière. — La bière est produite par la fermentation

d'une décoction d'orge germée et torréfiée, ou malt, mêlée à du houblon. A la place de l'orge qui est le plus communément employée, on peut se servir d'une autre céréale, le blé ou le maïs par exemple. C'est la bière de blé qu'on nomme le *faro*, et celle de maïs le *chicha*.

La *composition* de la bière est très complexe comme celle des matériaux qui servent à la faire. Elle contient 2,5 à 8 0/0 d'alcool, et une assez grande quantité de substances azotées, de dextrine et de sels.

Le houblon donne à la bière son amertume, son tannin et sert très utilement à sa conservation.

La *fabrication* de la bière est très compliquée. La germination de l'orge a pour résultat de transformer l'amidon en dextrine et en glucose sous l'influence d'un ferment spécial, la diastase. Après différentes opérations on obtient un liquide désigné sous le nom de *moût*, qui est une décoction d'orge germée. On fait bouillir le moût pour coaguler les matières albumineuses qu'il renferme et qu'on sépare ainsi. Puis on ajoute du houblon et on fait bouillir le tout. On soutire alors le moût et on le met à fermenter. La *levûre de bière*, quelle qu'elle soit, transforme le sucre en acide carbonique qui se dégage, et en alcool, glycérine et un acide qui restent dans la bière. Plus la fermentation est lente, plus la conservation est facile.

Enfin, pour clarifier la bière on se sert, comme pour le vin blanc, de colle de poisson.

Exposée à l'air, la bière tourne assez facilement au vinaigre, ce dont on se rend compte par le goût.

Les *falsifications* de la bière sont aussi nombreuses que celles du vin. C'est ainsi qu'au lieu d'employer de l'orge germée, on se sert simplement de glucose. Pour remplacer le houblon on a eu recours a de la gentiane, de la noix vomique, du buis, de l'acide picrique, de la coque du Levant, toutes substances dangereuses pour la santé et dont l'emploi doit être absolument condamné et proscrit. Vous savez enfin avec quel mépris de la santé des nations voisines les Allemands pratiquent le salicylage des bières qu'ils exportent à l'étranger, alors qu'il est proscrit pour celles qu'ils emploient chez eux.

La bière agit sur le système nerveux par son alcool, son acide carbonique et enfin les principes actifs du houblon qui ont une action à rapprocher de celle de l'opium. Employée modérément, la bière est une bonne boisson, facile à digérer, rafraîchissante, et qui, en même temps, grâce aux principes sucrés et azotés qu'elle renferme, constitue un véritable aliment dont le rôle réparateur n'est pas à dédaigner. Mais son abus mène facilement à l'obésité, à la dilatation de l'estomac, et à un véritable engourdissement intellec tuel.

La *consommation* de la bière qui est environ de deux hectolitres par habitant à Londres et en Belgique n'est guère que d'un demi-hectolitre à Paris. Mais ce chiffre s'élève de jour en jour.

Spiritueux et liqueurs. — On désigne sous ce nom des boissons produites par la distillation du vin ou d'autres boissons fermentées contenant de l'alcool. — Les liqueurs fortes renferment de 15 à 100 0/0 d'alcool pur, et marquent 18 à 22 degrés.

Par la distillation du vin on obtient l'*eau-de-vie de vin* qui est très estimée et la meilleure. La distillation du marc de raisins donne l'*eau-de-vie de marc* qui a un arome particulier; celle du sucre de canne donne le *rhum*, tandis que la mélasse de canne étendue d'eau, fermentée et distillée, produit le *tafia*.

On fait encore des *eaux-de-vie de betterave, de*

pomme de terre et de grain. Ces dernières renferment des alcools dont l'action est plus dangereuse que celle de l'alcool ordinaire, et qui peuvent même, en excès, produire un véritable empoisonnement. On a enfin le *kirsch* ou eau-de-vie de cerises noires dont le parfum spécial est dû à la présence d'acide prussique, poison des plus violents.

En associant des sucs de plantes acides, comme le cassis, ou des essences, comme celle de l'anis et de l'absinthe, à l'alcool on obtient des liqueurs très agréables. Le *cassis* se rapproche par sa composition et ses propriétés d'un vin généreux. L'*anisette* est très sucrée, contient peu d'essence et ne présente guère de dangers. La *chartreuse* est plus riche en alcool que les liqueurs précédentes et renferme en petite quantité des essences variées. L'*absinthe* est de toutes les liqueurs la plus dangereuse. *C'est un véritable poison.* Outre l'alcool dont la proportion est très élevée, elle renferme des essences, d'absinthe surtout naturellement, et aussi de badiane, d'origan, d'angélique, etc., etc. Plus qu'aucune autre liqueur l'absinthe entraîne rapidement l'alcoolisme, qui revêt dans ce cas ses formes les plus graves, et mène plus sûrement au *delirium tremens* et à l'aliénation mentale. La sensation agréable qu'elle procure sur le moment serait sans doute singulièrement atténuée si ceux qui en usent avaient devant les yeux les conséquences que cette habitude entraînera pour eux presque fatalement.

L'*abus* des boissons alcooliques en général, l'usage même, prolongé, continu, produisent un véritable empoisonnement qui se manifeste par des accidents divers, nombreux et redoutables. Tout d'abord c'est l'ivresse plus ou moins profonde qui s'accompagne de délire, de vomissements, de céphalalgie, qui plonge l'homme dans un état d'abrutissement où il n'est plus responsable de ses actes, où il est un véritable aliéné, qui l'expose plus facilement à gagner des maladies, et qui peut même quelquefois causer sa mort. Mais ce sont là des accidents passagers. A la longue, et souvent au bout de peu de temps si les excès se répétent trop fréquemment, on voit se développer l'alcoolisme chronique avec toutes ses conséquences. Rien ne favorise plus son éclosion que l'habitude qu'ont un grand nombre d'hommes de boire le matin à jeun un petit verre d'eau-de-vie ou de rhum, ou du vin blanc; d'ajouter à leur café des liqueurs alcooliques, d'en boire entre les repas, enfin et surtout de prendre de l'absinthe avant les repas. Bientôt apparaissent alors des troubles digestifs, des pituites le matin; l'appétit se perd, les digestions deviennent difficiles, les mains se mettent à trembler, l'intelligence, les sentiments s'affaiblissent; la sensibilité s'émousse; le malade, car c'est un véritable malade alors, ressent des douleurs, des crampes dans les membres. Un beau jour enfin survient une attaque de *delirium tremens* qui l'emporte ou le laisse incapable de travailler. Ou bien c'est l'épilepsie qui apparaît, surtout chez les buveurs d'absinthe. Enfin c'est la folie, la paralysie générale, la démence. Mais ce n'est pas tout encore, et si ces accidents ne surviennent pas on observe des gastrites, des maladies du foie qui mènent rapidement à la mort, des affections du cœur ou des reins dont l'évolution est toujours absolument fatale. Vous le voyez, rien n'est moins réjouissant que la perspective de tous ces accidents et cependant *l'alcoolisme* va chaque jour en augmentant pour des causes diverses dont je ne puis vous entretenir ici. Dites-vous que chaque petit verre, que chaque absinthe que vous prenez s'ajoute aux autres pour vous amener à cet état de l'alcoolisme qui fait de l'homme une brute et un être inutile, souvent même dangereux, et qui est d'autant plus abject et condamnable qu'il s'y est jeté volontairement. Du reste vous êtes à même tous les jours de juger par vous-mêmes des funestes effets de l'alcoolisme, et vous seriez par là même moins excusables que d'autres de vous laisser aller à ces déplorables habitudes.

Mais si l'alcool pris d'une façon inconsidérée et sans besoin a les plus fâcheux effets, il a par contre un rôle des plus utiles et des plus efficaces quand il est employé avec discernement. Il est absorbé d'une façon très rapide par l'économie. Il y est détruit pour la plus grande part et éliminé pour la plus faible. C'est donc un véritable aliment. Faiblement concentré, il active la sécrétion du suc gastrique, tandis qu'à un degré trop élevé, il irrite la muqueuse de l'estomac, produit des gastrites et diminue au contraire la sécrétion du suc gastrique. Pris à dose modérée, c'est un excitant du cerveau et des muscles, et un réparateur rapide des forces, tandis qu'il produit des effets absolument opposés quand il est absorbé à haute dose. Utile dans le traitement des maladies, quand il s'agit de soutenir les forces, son emploi est loin d'être nécessaire dans les usages ordinaires de la vie. On a remarqué que les gens qui s'abstiennent de liqueurs fortes vivent en général plus âgés que ceux qui en usent, même modérément. Contrairement aux idées populaires que l'alcool aide à lutter contre le froid, contre les chaleurs excessives, et facilite le travail, il produit absolument l'opposé ou reste sans effet. Bien souvent, il ne donne qu'une excitation factice momentanée qui met au bout de peu de temps l'organisme dans un état plus faible qu'il n'était auparavant. Quant au travail intellectuel, il le favorise peut-être en excitant le cerveau, et l'imagination en particulier, mais son action est loin d'être constante et égale pour tous les individus. En somme, l'alcool fait certainement plus de mal que de bien dans la société, et l'alcoolisme est avec la syphilis les deux affections qui font plus de ravages que les épidémies les plus meurtrières, car elles n'agissent pas seulement sur l'individu, mais retentissent encore sur sa descendance.

Boissons aromatiques. — Il me reste pour terminer à vous dire quelques mots sur le café, le thé et le chocolat.

Le *café* que nous consommons est la graine torréfiée du caféier. Cette graine renferme deux substances spéciales, l'une aromatique qui se développe par la torréfaction, et l'autre azotée, la caféine, à laquelle elle doit ses propriétés spéciales. Pour le prendre comme boisson, on moud les grains torréfiés en poudre plus ou moins fine et on en fait une infusion dans de l'eau bouillante. Pris chaud, il a tout son arome, tandis que par le refroidissement et avec le temps il le perd presque complètement. Il agit surtout par la caféine. A dose modérée, la caféine facilite la digestion, active la circulation, stimule les fonctions et particulièrement le cerveau, et aide à supporter les grandes chaleurs. *Il présente tous les avantages de l'alcool sans en avoir les inconvénients.* A dose trop forte, il peut amener des palpitations, des insomnies, de l'agitation, surtout chez les personnes nerveuses, qui font mieux de s'en abstenir. Grâce aux matériaux azotés qu'il renferme, au sucre qu'on y met ordinairement, il constitue un véritable aliment. Comme médicament il est utilement employé dans certaines affections du cœur, pour stimuler la circulation et pour favoriser la sécrétion de l'urine. Le *café au lait* est un bon aliment, mais légèrement laxatif et par là même débilitant, et beaucoup de femmes en particulier ne s'en trouvent pas bien.

Le *thé* présente une très grande analogie avec le café. Il contient comme lui un principe aromatique et une substance azotée, la *théine*, par laquelle il agit sur le système nerveux qu'il excite. En même temps il ralentit la dénutrition, et par ses principes azotés assimilables constitue un aliment au même titre que le café. Au point de vue thérapeutique il a à peu près la même valeur. On le prend en infusion dans de l'eau bouillante et il constitue ainsi une boisson très agréable et qui est préférable à toute autre lorsque le corps est fatigué par un exercice musculaire quelconque et particulièrement l'été après de longues marches.

Le *chocolat* qu'on obtient en broyant la graine de cacao avec du sucre est un aliment presque complet. Il renferme une très grande quantité de matières grasses, 50 0/0 environ, c'est le beurre de cacao; 20 0/0 de matières azotées constituées par de l'albumine et une substance particulière analogue à la caféine et à la théine; de la fécule, de l'eau et des sels minéraux. L'arome se développe sous l'influence de la torréfaction. C'est un aliment très substantiel, d'une saveur agréable, mais qui est d'une digestion souvent difficile à cause de la grande quantité de matières grasses qu'il renferme. Ajoutez à cela qu'il est l'objet de très nombreuses falsifications qui consistent à y ajouter de la graisse, de la fécule ou des poudres colorantes qui le rendent encore moins supportable aux estomacs délicats. Aussi le mieux est-il de préparer le chocolat avec de la poudre de cacao pure à laquelle on ajoute soi-même la quantité de sucre nécessaire.

TABLE DES MATIERES

TROISIÈME LEÇON

QUATRIÈME LEÇON

SEPTIÈME LEÇON

HUITIÈME LEÇON

NEUVIÈME LEÇON

DIXIÈME LEÇON

ONZIÈME LEÇON

DOUZIÈME LEÇON

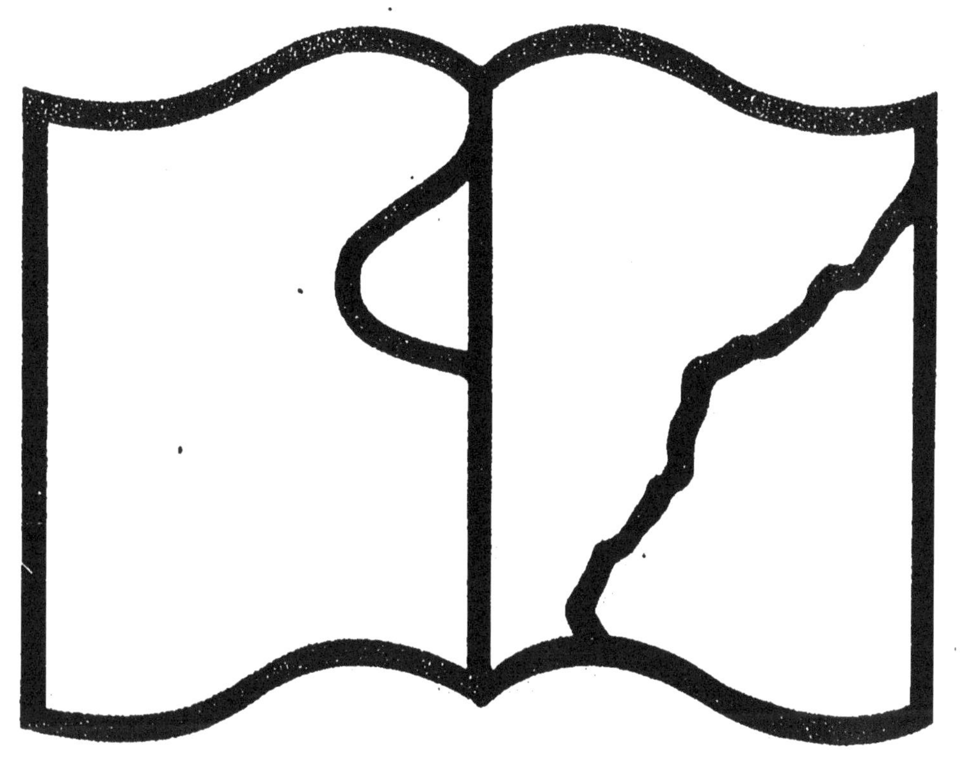

www.ingramcontent.com/pod-product-compliance
Ingram Content Group UK Ltd.
Pitfield, Milton Keynes, MK11 3LW, UK
UKHW020833120726
13693UKWH00002B/628